图说常见疾病自我诊查与疗养系列丛书

神经系统健康

自查·自防·自养

主 编 李 涛

编 者(按姓氏笔画排序):

于 璐 马 悦 冯 晶 史浩江

叶 乔 白雅君 刘斯洋 吕 想

张 欢 李 涛 李诗宇

中国协和医科大学出版社

图书在版编目（CIP）数据

神经系统健康：自查·自防·自养／李涛主编. —北京：中国协和医科大学出版社，2015.5

（图说常见疾病自我诊查与疗养系列丛书）

ISBN 978-7-5679-0056-1

Ⅰ．①神…　Ⅱ．①李…　Ⅲ．①神经系统疾病-防治　Ⅳ．①R741

中国版本图书馆 CIP 数据核字（2014）第 055235 号

图说常见疾病自我诊查与疗养系列丛书
神经系统健康：自查·自防·自养

主　　编：李　涛
责任编辑：吴桂梅

出版发行：中国协和医科大学出版社
　　　　　（北京东单三条九号　邮编 100730　电话 65260378）
网　　址：www. pumcp. com
经　　销：新华书店总店北京发行所
印　　刷：北京佳艺恒彩印刷有限公司

开　　本：787×1092　1/16 开
印　　张：13. 75
字　　数：180 千字
版　　次：2015 年 6 月第 1 版　　2015 年 6 月第 1 次印刷
印　　数：1—4000
定　　价：25.00 元

ISBN 978-7-5679-0056-1

前　言

　　神经系统是人体中起主导作用的功能调节系统，它有着极为精细与复杂的结构和功能，能快速地进行反应。神经系统与其他系统关系密切，它的功能障碍会直接导致其他系统的功能障碍，而其他系统的疾病也可能出现神经系统的并发症。神经系统疾病的发生，会严重影响我们的工作与生活，也有着较高的致残率。所以对神经系统疾病的认识急需加强。

　　我们对于疾病的认识往往停留在得了病该如何治疗上，其实很多时候，我们应该主动出击来预防某种疾病，不给它侵害我们身体的机会。这就需要"知己知彼"才能"百战不殆"。所以，对于神经系统疾病来说，应该先了解神经系统器官的特点、疾病的成因，这样才能清晰地认识疾病的症状，进而对疾病进行预防。如果已经患上某种疾病，毋庸置疑，遵医嘱进行治疗是必不可少的。我们可以从饮食和日常生活中的细节上最大程度地减轻疾病的伤害，保养自己。

　　希望本书能在介绍知识的同时，也能为您的健康保驾护航！

李　涛

2015 年 3 月

目 录

引 子

神经系统具有人体最为精细并极其复杂的结构和功能。它包括由脑、脊髓组成的中枢神经系统，以及由脑神经、脊神经组成的周围神经系统。

中枢神经系统和周围神经系统构成了一个统一、和谐的整体。它支配和协调躯体的运动、感觉和自主神经功能，感受机体内外环境传来的信息并作出反应，参与人的意识、学习、记忆、综合分析等高级神经活动。

★ 中枢神经系统和周围神经系统

🔮 中枢部分包括脑和脊髓，分别位于颅腔和椎管内，两者在结构和功能上紧密联系。

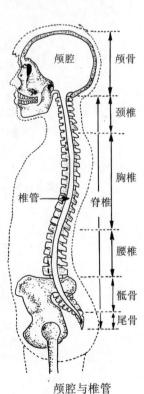

颅腔与椎管

> 🔖 **温馨提示：颅骨和脊柱**
>
> 　　颅腔位于脊柱上方，由23块颅骨围成（中耳的3对听小骨未计入），颅骨多为扁骨或不规则骨。除下颌骨和舌骨外，其他颅骨借缝或软骨紧密相连。
>
> 　　脊柱由躯干的24块椎骨、1块骶骨和1块尾骨连接而成，构成人体的中轴，上承载颅骨，下连接肢带骨。

　　脑和脊髓是人体神经系统的最主体部分。中枢神经系统接受全身各处的传入信息，经它整合加工后成为协调的运动性传出信息，或者储存在中枢神经系统内成为学习、记忆的神经基础。人类的思维活动也是中枢神经系统的功能。

> 周围神经系统是中枢神经系统发出，导向人体各部分的神经，也称外周神经系统。

根据连于中枢的部位不同分为：

脑神经：脑神经与脑相连，共有12对。绝大部分分布在头部的感觉器官、皮肤和肌肉等处，只有一对很长的迷走神经沿颈部下行，分布在胸腔的大部分和腹腔的内脏器官上。

脊神经：脊神经与脊髓相连，共有31对。脊神经调节躯干和四肢的感觉与运动。其中上部的脊神经分布在颈部、上肢和躯干上部；下部的脊神经分布在下肢和躯干下部。

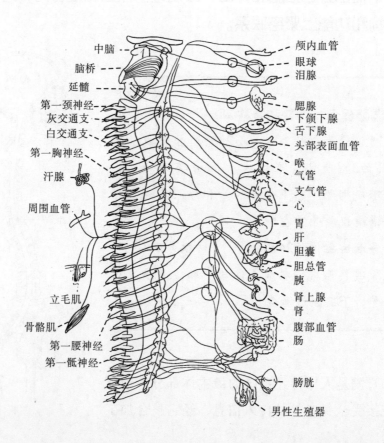

周围神经系统担负着与身体各部分的联络工作，起传入和传出信息的作用。

周围神经系统由三部分组成：自主神经、感觉神经和运动神经。

自主神经有两个独立的部分，分别为交感神经和副交感神经。它的功能是将中枢神经系统的指令传递到身体的各个器官和腺体。

感觉神经则传递来自身体感觉和外界变化的信息。

运动神经支配随意的骨骼肌。

★ 神经系统的基本结构单位

神经元

神经元就是神经细胞。它是身体中最为特殊的一种细胞，只存在于神经系统中。

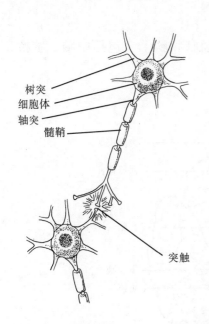

树突
细胞体
轴突
髓鞘

突触

一个典型的神经元由两部分组成，一部分接受信号，另一部分是一个长的轴突或纤维，把信号从一个地方传递到另一个地方。在神经元的接收端有一个隆起，称为细胞体。与此相连的短细丝称为树突，它与相邻神经元通过称作突触的化学连接点连接。如果这些突触之一受到刺激，就会有神经冲动传向细胞体，然后沿神经元轴突传导，一直传递下去。

神经系统拥有1000多亿个神经元，这些神经元遍布全身，呈线索样连结大脑和身体各部，或彼此间相互连结。

神经胶质细胞

胶质细胞又称为支持细胞。在整个神经系统中，神经元细胞只占1/10，其余9/10的细胞是神经胶质细胞。它们的功能是支持神经元并维持生命，但不参与神经冲动的传导。其中，星形胶质细胞负责给神经元提供营养，其他胶质细胞负责清除入侵的细菌。与神经元不同，神经胶质细胞在受到损伤的情况下可以自我修复。

★ 人体的司令部——脑

脑对于人来说是至关重要的器官。因为有脑，所以我们有思想、信仰、记忆和情感。它产生思维，控制机体，还有协调各种感觉及运动的能力。我们依赖大脑进行讲话、计算、作曲、欣赏音乐、制定计划、识别几何图形、相互理解和彼此交流。

脑对来自身体表面或内部器官，以及眼、耳、鼻的各种刺激进行整合，然后通过调整体位、四肢运动以及脏器的活动对上述刺激作出反应，并参与情感和觉醒程度的调节。

脑的结构

人脑主要由以下部分组成：大脑、小脑、间脑和脑干（包括中脑、脑桥和延髓）。

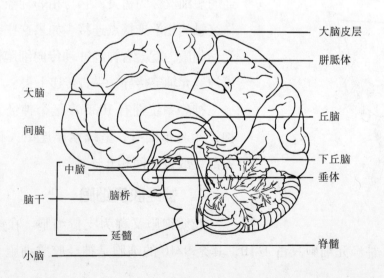

▲ 大脑

大脑是脑结构中最大也是最为高级的一部分，它控制着很多高级神经功能，如智能、语言、情感、各种感觉刺激的整合以及运动。

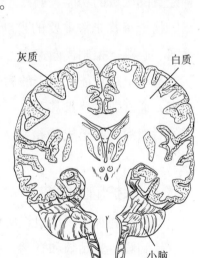

大脑包括左、右两个大脑半球，并由称为胼胝体的神经纤维连接起来。大脑半球可进一步分成额叶、顶叶、枕叶、颞叶等。

不同的脑叶有不同的神经中枢，控制着不同的功能，某一脑叶发生病变时会导致相应的功能损伤。

额叶主管人们的言语、情感、思想、计划，并控制机体的技巧性运动。大多数人的言语中枢位于左侧优势半球的额叶。

顶叶主管躯体感觉，也与躯体运动有关。

枕叶主管视觉。

颞叶主管记忆、情感和听觉等，它使得人们得以辨认他人或物品，进行交流和行动。

整个大脑又可以分为两层，最外面的一层我们称之为大脑皮质或灰质，它包含着控制认知、个性和协调复杂运动功能的神经中枢，还有其他许多功能。另外一层白质则是由神经纤维组成的网络系统，使脑的各部分功能相互联系起来，起到传导的功能。

▲ 小脑

小脑包括左右半球及中间的上、下蚓部，以上、中、下脚与脑干相连。小脑的作用是维持平衡、控制和协调运动。它接受大脑的指令以及有关四肢位置、肌肉紧张度的信息，使机体能进行平稳、准确的运动。小脑病变会导致运动失去协调、动作笨拙、平衡功能产生障碍。

▲ 间脑

间脑位于大脑两半球之间，其外侧面与大脑两半球之内侧面相连，其间有深而窄的垂直正中裂隙，称为第三脑室。

▲ 脑干

脑干是连接脑和脊髓的关键部位，解剖位自下而上可分为延髓、脑桥和中脑三个部分，并相互连结，像个三通一样，背后连接小脑，头端连接间脑，尾端与脊髓相接。脑干与小脑之间有第四脑室。

不同的神经纤维在不同的脑干部位交叉，控制着许多重要的自主功能，如呼吸、心率、血压、觉醒和注意力。因此脑干的不同部位损伤将导致相应神经支配区域的功能失调。

脑干有着非常重要的自动调节功能。它有助于调节机体的姿势、呼吸、吞咽、心跳，控制代谢速率，增加警觉性。

基于上述功能，脑干的病变通常十分凶险。例如脑干的出血或基底动脉栓塞，通常非常严重甚至有生命危险，患者即使存活下来，也很可能留下严重的后遗症，甚至成为植物人，而如果自动调节功能停止，死亡就不可避免了。

保护脑的构造

脑和脊髓都被三层组织所包裹，它们是：

软脑膜：紧贴脑和脊髓，居最内层。

蛛网膜：为一透明、蜘蛛网样的脉络膜，位于中层，充当脑脊液流通的管道。

硬脑膜：呈皮革样，是最外和最坚韧的一层。

脑和脑膜位于颅腔内。颅腔由颅骨构成，对脑和脑膜具有保护作用。脑脊液在脑的表面、脑膜之间、脑室之间流动，能缓冲脑受到的冲击，减轻脑的损伤，对脑和脑膜也有保护作用。

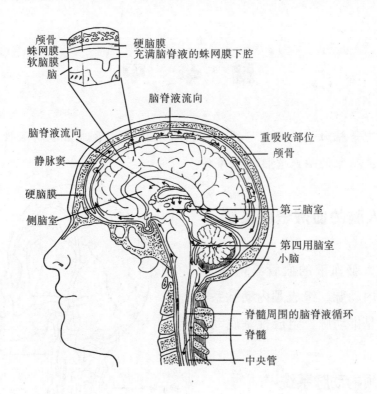

颅骨
蛛网膜
软脑膜
脑

硬脑膜
充满脑脊液的蛛网膜下腔

脑脊液流向

脑脊液流向

静脉窦

硬脑膜

侧脑室

重吸收部位
颅骨

第三脑室

第四用脑室
小脑

脊髓周围的脑脊液循环

脊髓

中央管

★ 大脑的成分

　　大脑看起来像是一块很结实的固体状物质，但是同人体一样，很大一部分是水。对大脑的化学成分分析表明，大脑中水占78%，脂肪占10%，蛋白质占8%，碳水化合物占1%，盐分占1%，还有2%其他微量元素。

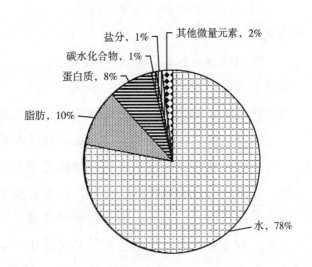

盐分，1%　　其他微量元素，2%

碳水化合物，1%

蛋白质，8%

脂肪，10%

水，78%

脑 卒 中

脑卒中是脑血管病变的一种，特指急性起病、迅速出现局限性或弥漫性脑功能缺失征象的脑血管性临床事件。

★ 人脑的血液供应系统

供应大脑血液的血管有两对，一对是颈内动脉，组成颈内动脉系统；一对是椎动脉，组成椎基底动脉系统。

颈内动脉系统

颈总动脉，左右各一，比较粗大，在颈部两侧用手就可以摸到它的搏动。在颈部向上走行一段距离后，分成颈内动脉和颈外动脉两支。

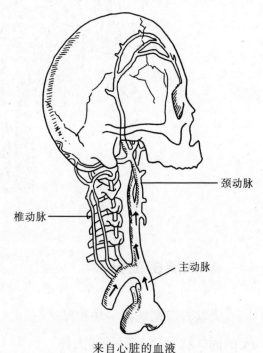

颈动脉

椎动脉

主动脉

来自心脏的血液

颈内动脉入颅后，分成大脑前动脉、大脑中动脉、眼动脉、后交通动脉及脉络膜前动脉。它们供应眼部及大脑半球前 3/5 的用血量。任何一条颈内动脉的血流减少都会造成脑叶功能的某些损伤。

豆核纹状体动脉是从大脑中动脉发出的许多条小的通向深部脑组织的动脉，其阻塞会造成腔隙性脑卒中，占所有脑卒中的 20%，在慢性高血压患者中发病率比较高。另外，因脑动脉壁较薄，当血压突然升高时，又容易破裂出血。如支配基底节、内囊部位的大脑中动脉的分支——豆纹动脉破裂，是引起的脑出血最常见原因，故有"出血动脉"之称。

椎基底动脉系统

椎动脉由锁骨下动脉发出，左右各一，穿过颈椎两侧五个横突孔，经枕骨大孔上升到颅内后，两条椎动脉在脑桥下缘汇合在一起，形成一条粗大基底动脉，即我们通常所称的椎基底动脉系统。基底动脉至中脑又分成两条大脑后动脉，供应大脑后 2/5 的血液。

两条大脑前动脉之间有前交通支连接，构成脑底动脉环。当此环的某处血液流通有障碍时，可互相调节供应。此外，颈内动脉通过眼动脉，还可以与表面的动脉吻合，侧支循环非常丰富。因此有时某动脉发生阻塞时，可由侧支循环代偿，临床上就不出现症状。

★ 血管疾病最易损伤脑的原因

脑虽然在人体总重的比例很小，正常成人的脑重约为1500克，占体重的2%~3%，但是，流经脑组织的血液占每分钟心搏出量的20%，脑组织耗氧量占全身耗氧量的 20%~30% 之多。

脑的功能决定了脑部需要大量供血血管进行血液的供给，这就意味着产生血管病变的风险也相应升高。大量的血管网中，有时只要有一根血管堵塞或破裂，就会马上表现出脑损害的症状。而脑组织内几乎没有能量储备，其能量来源主要依赖于糖的有氧代谢，因此对缺血、缺氧性损害十分敏感。一般来讲，血流停止 10 秒钟，脑细胞就可能受到损伤，若供血连续停止 30 秒则神经细胞代谢受累，2 分钟后则代谢停止，血流完全停止 5 分钟，脑细胞恢复的机会就很小，如果血流完全停止半小时

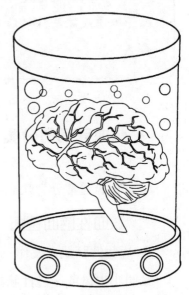

以上,延髓的呼吸、血管运动中枢开始出现不可逆的损害,脑细胞就彻底死亡,不可能再恢复。但如果血流只是部分中断的话,脑细胞的功能虽然会暂时丧失,只要治疗及时,暂时丧失功能的脑细胞完全有可能随血液的重新供应而恢复正常。所以脑卒中的早期治疗的关键之一,就是要尽早解除脑组织的缺血缺氧状况。

> **温馨提示:中风、脑卒中、脑血管意外是一回事吗?**
>
> 中风是中医学的一个病名,也是人们对急性脑血管病的统称和俗称。包括一系列脑血管病,如脑出血、蛛网膜下腔出血、脑梗死、脑血栓形成、短暂性脑缺血发作等。
>
> 脑卒中,其中的"卒"即突然的意思,"中"则为得中,脑血管突然得了病,所以有些医生把这类病称为"卒中"。
>
> 另外,由于它的发生大多数比较急骤,是脑血管意外地出了毛病,因此,又叫脑血管意外。
>
> 所以以上概念是一个意思,它们都是一种急性脑血管病,是脑血管阻塞或破裂引起的脑血液循环障碍和脑组织功能或结构损害的疾病。

★ 脑血管病的分类

脑血管病通常分为缺血性脑血管病和出血性脑血管病两大类。

缺血性脑血管病

▲ 短暂性脑缺血发作

又叫小中风或一过性脑缺血发作,其病因与脑动脉硬化有关,是脑组织短暂性、缺血性、局灶性损害所致的功能障碍。

▲ 脑血栓形成

多由动脉粥样硬化、各种动脉炎、外伤及其他物理因素、血液病引起脑血管局部病变形成的血凝块堵塞而发病。

▲ 脑栓塞

由多种疾病所产生的栓子进入血液，阻塞脑部血管而诱发。临床上以心脏类疾病最为常见；其次是骨折或外伤后脂肪入血、虫卵或细菌感染、气胸等空气入血、静脉炎形成的栓子等因素，栓塞了脑血管所致。

出血性脑血管病

▲ 脑出血

指脑实质血管破裂出血，不包括外伤性脑出血，多由高血压、脑动脉硬化、肿瘤引起。

▲ 蛛网膜下腔出血

由于脑表面和脑底部的血管破裂出血，血液直接流入蛛网膜下腔所致。常见的原因为动脉瘤破裂、血管畸形等。

脑血管病以缺血性为多见，脑梗死占多数。

★ 脑卒中分类

根据我国 1995 年制定且沿用至今的脑血管疾病分类表，可以将脑卒中分为三类：

◆ 脑出血

◆ 蛛网膜下腔出血

◆ 脑梗死

脑出血和蛛网膜下腔出血为出血性脑卒中，而脑梗死为缺血性脑卒中。

★ 左侧脑卒中表现为右侧偏瘫的原因

平时我们常见到的脑卒中患者如果是右侧瘫痪，医生会说这个患者左侧的大脑半球有病变；反之，如果患者是左侧的肢体瘫痪，医生会说患者的右侧大脑半球出了毛病。CT 检查结果证明医生是对的。出现这种情况与大脑的解剖结构有关。

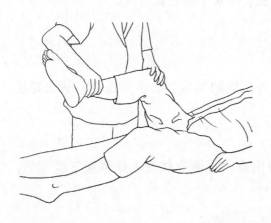

人的大脑可分为左右两个大脑半球，在脑的神经解剖中由于神经纤维在脑干发生左右的交叉，所以左侧大脑半球控制着身体右侧的大多数功能，右侧大脑半球控制着身体左侧的大部分功能。因此，左侧大脑半球损伤会造成身体右侧的感觉和运动功能障碍，反之亦然。如果一侧大脑半球发生缺血或出血等病变，对侧的身体就会表现出各种程度不同的功能障碍，最突出也最容易出现的就是肢体偏瘫、面瘫和舌肌不灵活等。如果两侧的大脑半球都有病变，患者就可能出现双侧肢体瘫痪、双侧面瘫和整个舌体运动不灵活、说话不清等。

同时，某一侧大脑半球，控制语言和书写的脑区会更发达些，我们通常称之为大脑的优势半球。人类95%以上的右利手和多数左利手的优势半球都在左侧大脑半球，管理着语言和书写的功能。因此，当左侧大脑半球发生病变时，除了出现右侧肢体偏瘫以外，病变影响到管理控制语言和书写的脑区时，更容易出现失语和其他言语功能障碍。

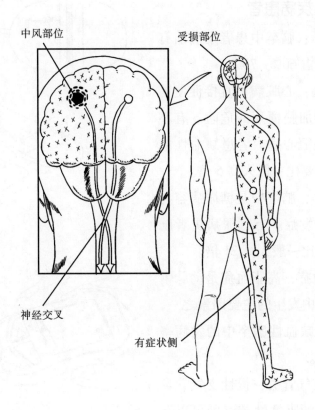

中风部位
受损部位
神经交叉
有症状侧

★ 脑卒中的易发人群

脑卒中是在一定病理基础上发生的。因此，那些具备如下发生脑卒中病理基础和发生脑卒中危险因素的人，较容易患脑卒中。

🕐 年龄

随着年龄的增长，人体血管壁发生退行性改变，特别是动脉粥样硬化，是发生脑卒中的潜在性病理基础。老年人都可能有动脉硬化，只是发生的早晚和程度的不同。

🌀 慢性疾病患者

▲ 高血压：脑卒中患者发病前有高血压病史的占 60%～70%。

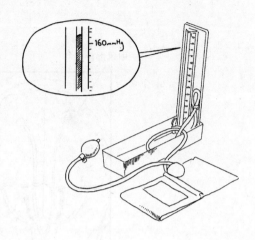

▲ 心脏病：心脏病可直接促使脑卒中发生和增加脑梗死的危险。有心脏病（主要是冠心病）者患缺血性脑卒中的可能性要比一般人高 5 倍。

▲ 糖尿病：脑卒中是糖尿病容易引起的一种并发症。有糖尿病史者脑卒中发病率要比一般人高 21 倍。

▲ 高脂血症：高脂血症是动脉粥样硬化性脑卒中发生的主要因素之一，有高脂血症者缺血性脑卒中的发病率要比一般人高。

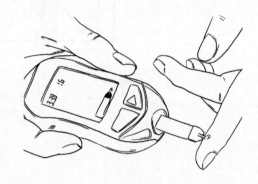

▲ 慢性支气管炎：慢性支气管炎以及由它引起的阻塞性肺气肿可以造成低氧血症等，从而使脑卒中容易发生，此病患者患脑卒中的可能性要比一般人高 4 倍。

▲ 颈椎病：患颈椎病时，椎间孔狭窄。椎动脉受压从而影响椎基底动脉的血液供应，以致发生脑卒中。

▲ 血液病：血液病也是发生脑卒中的病因之一。

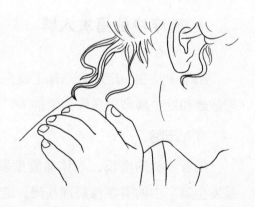

🌀 身体因素和不良嗜好者

▲ 家族直系上代有脑卒中病史者

▲ 脾气急躁者

▲ 妇女多胎（生育 4 胎以上）者

▲ 吸烟量大且时间长的老烟民

▲ 过量饮酒者尤其是饮烈性酒者

▲ 喜欢吃肥肉者

▲ 肥胖者

▲ 饮食偏咸者

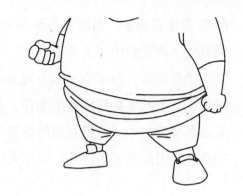

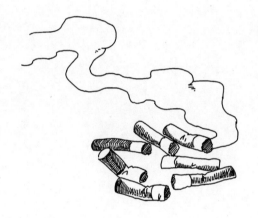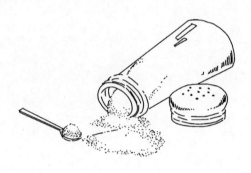

★ 脑卒中的易发年龄

脑卒中发病的年龄特征很明显，随着年龄的增加发病率、死亡率均有明显增加。统计资料表明 75 岁以上年龄组的发病率是 65~74 岁组的 1.4~1.6 倍，为 55~64 岁组的 3~4 倍，为 45~54 岁组的 5~8 倍，为 35~44 岁组的 30 倍，脑卒中的死亡率也是随着年龄的增加而增高，年龄每增加 5 岁死亡率即增加 1 倍。

发病的原因不同其发病的年龄也不同，比如蛛网膜下腔出血多发生在年轻人，这是因为与先天性脑动脉瘤或血管畸形破裂有关。脑出血患者以 50~

69 岁发生者最多，而脑血栓形成则多发生在 60～79 岁。脑栓塞大多与心脏病有关，因此以中年人为多。

从年龄看，脑卒中基本上属于中老年人的常见病，随着人口平均寿命的增长，人群的年龄结构发生变化，我国已经进入老龄化的社会，脑卒中的高发也在情理之中，值得注意的是近年来国内外脑卒中的发病年龄都有年轻化的趋势，因此除老年人外，中年人也应该重视脑卒中的预防。

脑　出　血

　　脑出血是指原发性非外伤性脑实质内出血，也称自发性脑内出血。脑出血占卒中的10%~15%。好发于50~60岁的高血压患者，尤其是没有系统治疗或血压控制不好的男性，常在体力活动或情绪激动中突然发病。

★ 脑出血的发病机制

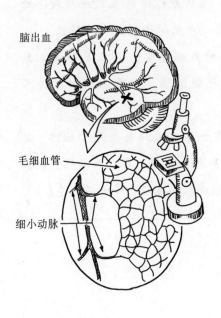

脑出血
毛细血管
细小动脉

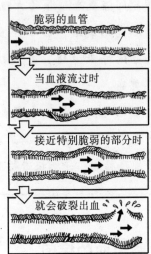

▶ 脑出血形成的机制

脆弱的血管

当血液流过时

接近特别脆弱的部分时

就会破裂出血

◆ 脑血管受损出血

◆ 微小动脉瘤形成与破裂

　　高血压性脑出血患者中86%存在微小动脉瘤，而在健康人脑中发现微小动脉瘤的仅占7%。这些微小动脉瘤主要位于基底节区，在大脑白质也可见到，少数还可在脑桥及小脑的血管上见到。微小动脉瘤的形成是由于高血压使小动脉的张力增大，血管平滑肌纤维改变，引起动脉壁强度和弹性降低，使血管的薄弱部位向外隆起，形成微小动脉瘤或夹层动脉瘤。高血压患者血压进一步升高时，血管不能收缩以增大阻力，因而丧失了保护作用，微小动脉可破裂出血。

温馨提示：脑疝

"疝"是指人体组织或器官一部分离开了原来的部位，通过人体间隙、缺损或薄弱部位进入另一部位。在脑卒中的急性期，通常会产生大量的出血，导致颅内压极度升高，脑组织被迫挤压到压力较小的脑硬膜间隙或者颅骨的生理孔道。脑因此产生的嵌顿就叫作脑疝。

脑疝形成后，不但严重地影响脑的血液循环，而且还会压迫脑干，导致呼吸障碍，造成缺氧和二氧化碳潴留，加重脑水肿，使颅内压更高。

脑疝是脑卒中的最危险信号。约有一半以上的患者死于脑疝。因此，在急性期应密切注意患者的呼吸、脉搏、体温、血压和瞳孔变化，及早发现脑疝，并积极进行脱水治疗，控制颅内高压，降低病死率。

★ 脑出血的病因

高血压

高血压是引起脑出血最常见的原因。在高血压患者中，约有1/3可发生脑出血，而在脑出血的患者中，有93.1%是有高血压病史的。

高血压诱发的脑出血经常发生于45~65岁，男性发病略多于女性。脑出血的危险性随着血压的升高而增加。如果此时再突然情绪激动或体力活动增强，会使血压进一步增高，而当增高的血压超过血管可以承受的阈值，就会引起血管破裂而引发脑出血。

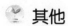 **其他**

包括脑动静脉畸形、动脉瘤、血液病、梗死后出血、脑淀粉样血管病、烟雾病、脑动脉炎、抗凝或溶栓治疗、滥用安非他明或可卡因等药物、原发性或转移性脑肿瘤破坏血管等。

温馨提示：颅内出血的种类

颅内出血是指颅腔内出血。出血通常发生在脑内或其周围。脑内的出血称之为脑出血，在脑和蛛网膜之间的出血称为蛛网膜下腔出血，而脑膜之间的出血称为硬膜下出血，颅骨和脑膜之间的出血称为硬膜外出血。无论出血发生在何处，脑细胞都会受到破坏，而且颅骨使脑组织扩张受限，出血能快速增加颅内压，异常危险。

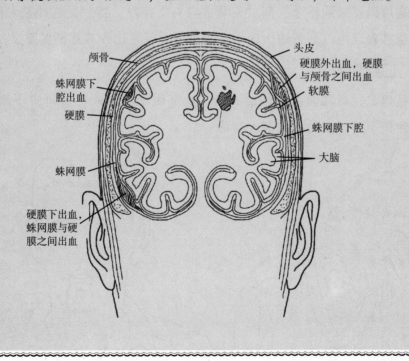

自查

★ 脑出血的先兆症状

脑出血虽然一般发病急骤，通常是几分钟或数小时，但脑出血还是有其逐步发展演变的过程的。在起病初期会或多或少表现出一些异常情况，即出现一些有预兆的前驱表现。在发生脑出血的患者中，50% 有先兆症状。先兆症状出现后的第一年内发生脑出血的危险性很大，尤其在 2 个月内最为危险。

头晕信号

突然感到头晕，周围景物出现旋转，甚至晕倒在地。当颅内压力增高时，疼痛可以发展到整个头部。头晕常与头痛伴发，特别是在小脑和脑干出血时。这些表现可以短暂地出现一次，也可以反复出现或逐渐加重。

口腔信号

突然口歪，口角流涎，说话不清，吐字困难，与人交谈时讲不出话来，或吐字含糊不清，或听不懂别人的话。

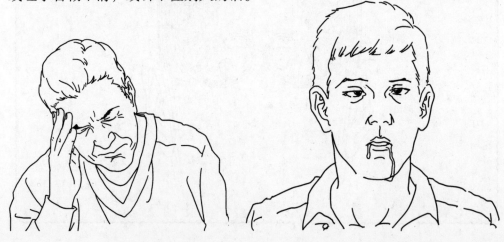

☯ 意识障碍信号

突然表现精神萎靡不振，老想睡觉或整日昏昏沉沉。性格也一反常态，突然变得沉默寡言，表情淡漠，行动迟缓或多语易躁，也有的会出现短暂的意识丧失，这也和脑缺血有关。

☯ 其他信号

突然感到全身疲乏、无力、活动不便、出虚汗、低热、胸闷、走路不稳或突然跌倒，心悸或突然出现打嗝、呕吐等，这是自主神经（旧称植物神经）功能障碍的表现。

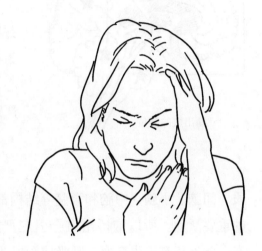

☯ 眼部信号

突然感到眼部不舒服，瞳孔突然异常，大多由颅内压增高引起，有时还有偏盲和眼球活动障碍，在急性期常常两眼凝视大脑的出血侧。大多是暂时性视物模糊，以后可自行恢复正常。

一旦患者出现这些先兆，就预示着脑出血即将发生，或已是脑出血的前驱阶段。这时一定要提高警惕，及时去医院诊治，最大限度地控制疾病发展，避免严重后果。

★ 脑出血的部位与症状

☯ 出血部位在大脑

意识障碍。此外，如果出血部位在大脑的右半侧则会引起左半身麻痹，反之，会引起右半身麻痹。出血部位所掌管的功能会产生障碍。如掌管语言的部位出血就会引起语言障碍。

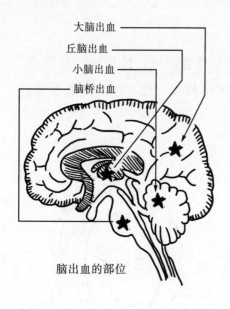

大脑出血
丘脑出血
小脑出血
脑桥出血

脑出血的部位

出血部位在丘脑

意识障碍的程度重，有高热现象，出现感觉障碍，也会出现运动障碍。

出血部位在小脑

因为小脑的功能主要是调节肌肉张力并维持身体平衡，所以小脑出血主要表现为共济失调。典型小脑出血多表现为恶心、头晕、呕吐频繁、难以站立或坐好。严重者会陷入昏睡。

出血部位在脑桥

脑桥是脑干的一部分，它与大脑皮质、间脑、小脑、中脑和脊髓等结构都有着密切的联系，参与全部神经系统的重要活动。所以脑桥出血会引起严重的临床后果，如出现突然昏睡的状态。此外还有手脚麻痹，呼吸或深或浅，造成呼吸困难。

温馨提示：什么是"三偏"？

卒中"三偏"症状是指偏瘫、偏身感觉障碍、偏盲三症同时出现的一组症状，是内囊部位病变的主要体征，多见于出血性脑卒中。

◆ 偏瘫

是患者对侧随意运动障碍。锥体束指支配随意运动的神经纤维，从大脑皮质中央前回运动中枢的大锥体细胞发出的纤维，下行经过内囊到延髓下端交叉，传入对侧相应的脊髓前角细胞，再从前角细胞发出纤维支配骨骼肌。如内囊出血时，受损的锥体束是在交叉平面以上，故瘫痪发生在病变的对侧，出现对侧面、舌瘫及肢体瘫痪。

◆ 偏身感觉障碍

指患者对侧的痛觉、温度觉和本体感觉障碍。传导痛温觉的神经纤维从皮肤感受器经过神经末梢传入脊髓后角，交叉到对侧侧索上行，经内囊后股到大脑皮质中央后回感觉中枢。感觉中枢对传入的刺激进行综合分析作出是热、冷，还是痛刺激的判断。如内囊部位受损，则中断了对侧偏身痛温觉传导，产生痛温觉障碍。传导本体感觉的感受器受刺激后传入脊髓后索上行至延髓楔束核和薄束核，再从此两核发出的神经纤维交叉到对侧上行经内囊到中央后回。若内囊受损，则中断对侧偏身本体感觉的传导，出现位置觉丧失等本体感觉障碍。

◆ 偏盲

一侧视束和视辐射的神经纤维，来自于两眼同侧的视网膜的神经纤维，经内囊后股到距状裂视觉中枢，与对侧视野对应。如内囊受损、视辐射受损，则对侧视野偏盲，看不见。

自防

★ 日常生活中预防脑出血需要注意

生活要有规律

尤其是老人或高血压患者，可以适当做一些力所能及的劳动，但不可过于劳累。

控制高血压

控制血压是关键，长期坚持服用降压药，如能将血压控制在 140/90 毫米汞柱以内，则可明显减少脑出血的发生。自身已有糖尿病和肾病的高血压患者，降压目标应该更低一些，最好能将血压控制在 130/80 毫米汞柱之内。

血压要控制平稳，使 24 小时内血压的"波峰"和"波谷"接近。这样既可避免血压波动对血管壁的损害，又可防止血压过低可能导致的脑灌注不足，降压不要过快。

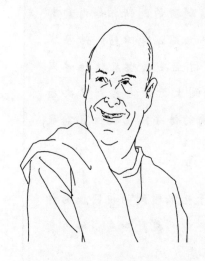

保持心情舒畅有利于控制高血压。原发性高血压的发生与环境及精神状态有明显的关系。环境因素有饮食、社会环境、生活改变、精神冲突等。高度的应激事件可引起交感神经介导的血管收缩及其他自主神经反应，对血压产生较大且持久的影响。精神紧张、自主神经活动及调节作用均可引起高血压。

同时还应注意一些非药物方法来控制高血压，如限制盐的摄入量、减轻体重、降低血脂、适度运动、生物反馈疗法等，可以巩固和促进药物的降压作用。

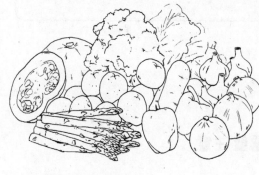

保持良好的心态

保持乐观情绪，避免过于激动。做到心境平静，减少烦恼，悲喜勿过，淡泊名利，知足常乐。

注意饮食

饮食要注意低盐、低脂、低糖，少吃动物的脑、内脏，多吃蔬菜、水果、豆制品，配适量瘦肉、鱼、蛋品。

预防便秘

大便秘结，排便用力，不但腹压升高，血压和颅内压也同时上升，极易使脆弱的小血管破裂而引发脑出血。要预防便秘，多吃一些富含纤维的食物，如青菜、芹菜、韭菜及水果等，适当的运动及早晨起床前腹部自我保健按摩，或用适宜的药物如麻仁丸、蜂蜜口服，开塞露、甘油外用，可有效防治便秘。

防止劳累

体力劳动和脑力劳动不要过于劳累，超负荷工作可诱发脑出血。

注意天气变化

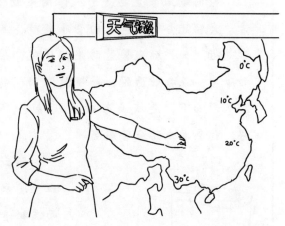

冬天是脑出血好发季节，血管收缩，血压容易上升。要注意保暖，使身体适应气候变化。还要根据自己的健康状况，进行一些适宜的体育锻炼，如散步、做广播体操等，以促进血液循环。

经常动左手

日常生活中，尽量多用左上肢及左下肢，尤其多用左手，可减轻大脑左半球的负担，又能锻炼大脑的右半球，以加强大脑右半球的协调功能。医学研究表明，脑出血最容易发生在血管比较脆弱的右脑半球，所以防范脑出血的发生，最好的办法是在早晚时分，用左手转动两个健身球，帮助增进右脑半球的协调功能。

密切注意自己身体的变化

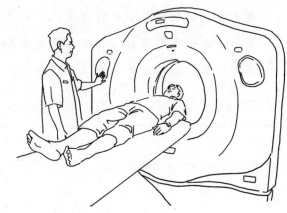

注意脑出血的先兆症状，如无诱因的剧烈头痛、头晕、晕厥，有的突感身体麻木、乏力或一过性失明、语言交流困难等，均应及时就医、检查治疗。

温馨提示：便秘和脑血管病

　　人的脑血管主要是为人体的大脑提供血液的。脑血管的功能正常，大脑就会得到充足的营养物质，人体的各种生理活动就得以正常进行。如果脑血管壁的粥样硬化，使血管腔变得狭窄或形成夹层动脉瘤，在各种诱因，如情绪激动、精神紧张、用力过猛、血压升高等影响下，造成血管破裂或堵塞，使脑组织的血液循环发生障碍，就会发生脑血管疾病。

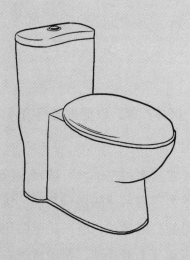

　　脑血管病的发生与高血压、高脂血症、动脉硬化等因素有很大关系。而便秘者饮食多较为精细，缺少纤维素。由于纤维素能降低血清胆固醇，利于粪中胆盐、脂肪的排出，所以因缺少纤维素饮食而发生便秘的患者，血脂较高，易于发生动脉粥样硬化。而且便秘患者，很多是因精神紧张、工作繁忙造成的，这些人容易产生高血压，因此，便秘患者易出现高脂血症、动脉硬化和高血压的情况，这些因素会导致脑血管壁的粥样硬化，容易出现脑血管疾病。特别是在已有上述情况存在时，患者由于大便秘结而过分用力排便，使腹腔压力增高，心脏收缩加强，血压升高，就更容易诱发脑血管疾病的发生。

自养

★ 脑出血的患者在日常生活中需要注意

🌱 高蛋白

脑出血患者的饮食不该一成不变，应根据病情去调整日常饮食。处于急性期的患者，饮食应以高蛋白为主，这样才能帮助患者更好地稳定病情。除了要注意高蛋白之外，还要特别地注意补充大量的维生素以及热量，这对患者的病情恢复以及治疗都十分的重要。

一般情况下急性期的患者每天所需要的高蛋白、高维生素、高热量应该以每天 2300~2800 千卡为主，比如鸡蛋、蔬果等，这些食物都是必不可少的。

🌱 清淡食物

对于有过脑出血情况的患者而言，不管有没有留下后遗症也不管脑出血的程度，都必须要对日常饮食进行有效的调理，以此来有效地保护血管健康。这部分患者的日常饮食应该尽量以清淡为主，对于一些辛辣、刺激性的食物应该尽量地少吃，以免不利于血管健康。除此之外还要注意限制食盐的摄入量，食盐中含有大量的钠，过量的摄入很有可能会因钠潴留而加重脑水肿。

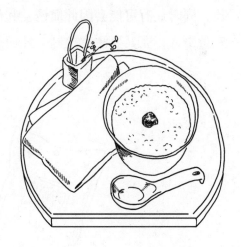

正常情况下患者每天对食盐的摄取量应该少于 3 克，这样才能保证患者的健康。同时还要注意少吃些高脂肪的食物，这类食物易导致血脂增高，从而堵塞血管。

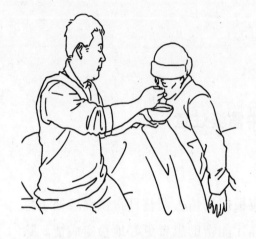

缓慢喂食

对于一些刚刚能进食的脑出血患者而言，家属以及护理人员在喂食的时候一定要注意有耐心，因为这个时候患者的咀嚼能力以及吞咽能力都十分的迟钝。因此在喂食的时候必须要慢一点，否则的话很有可能会导致患者出现呕吐或反呛等情况。出现这些情况的时候应该让患者暂停休息，防止食物呛入气管引起窒息或吸入性肺炎。

忌糖

如果患者的体形比较胖的话，那么这个时候患者就必须要让自己适当地减轻体重了。因为体胖者极有可能有高血脂，而高血脂又很容易并发高血压，同时还有可能会因此而诱发其他的疾病。同时肥胖的患者还要注意减少热量摄入，尤其要注意控制对纯糖的摄入量，以免导致脑出血。

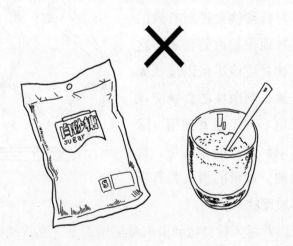

温馨提示：脑 CT 与磁共振成像（MRI）相比，何者对诊断脑卒中作用大？

CT 和 MRI 是基于完全不同的物理学原理应用于人体检查的设备。CT 利用各种组织对 X 线的不同吸收系数而得到图像，而 MRI 是利用磁共振现象从人体中获得电磁信号，经计算机处理后得到的图像。两者都是目前颅脑病变最主要的影像学检查方法。

CT 检查速度很快，对急性脑出血、颅内钙化的检查最为敏感，但对于24小时内的急性脑梗死不易显示。而 MRI 对数小时内的超急性脑梗死以及对亚急性期脑出血显示敏感。由于 MRI 具有非常高的软组织分辨率，已经在颅脑疾病以及其他部位检查方面得到广泛应用。MRI 不足是检查时间较长，体内如果有铁磁性物质属于检查禁忌。

但对于有磁共振检查禁忌证的患者，如安装了起搏器，颅内有金属夹等情况无法行 MRI 检查时，头颅 CT 仍为脑卒中的首选辅助检查。此外，在脑出血和蛛网膜下腔出血急性期，CT 显示高密度对诊断有极大价值，而 MRI 的信号表现则要取决于血液浓度、红细胞和血红蛋白、水肿情况，随病程时间变化，血肿内的血红蛋白逐步演变，从氧合血红蛋白到去氧血红蛋白、高铁血红蛋白，最后到含铁血黄素，不同时期信号随血红蛋白变化而变化，24小时内、1周、1个月到2个月其 MRI 血肿信号均在变化之中，故在急性期的诊断价值远远不如 CT。

所以，CT 和 MRI 因其各自优势，在疾病的不同阶段，应互为补充检查手段。

蛛网膜下腔出血

自发性蛛网膜下腔出血是指脑底部或脑表面的软脑膜血管突然破裂，血液流至蛛网膜下腔的急性出血性脑血管病。

全球范围的调查显示此病每年的发病率约为 10.5/10 万，冬季或冷暖交替之际好发。

★ 蛛网膜的位置

蛛网膜，由很薄的结缔组织构成。是一层半透明的膜，位于硬脑膜深部，与软膜之间有潜在性腔隙为蛛网膜下隙。腔内充满脑脊液，而大脑就被浸泡在脑脊液内。供应大脑血液的大血管就在蛛网膜下腔中穿行，并且所有的脑神经也从蛛网膜下腔中穿出。

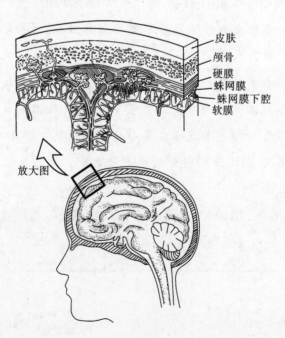

皮肤
颅骨
硬膜
蛛网膜
蛛网膜下腔
软膜

放大图

★ 蛛网膜下腔出血的病因及发病机制

病因

蛛网膜下腔出血最常见的病因是颅内动脉瘤，其次是脑（脊髓）血管畸形。其他原因有动脉硬化、脑底异常血管网症、颅内肿瘤卒中、血液病、动脉炎、脑炎、脑膜炎及抗凝治疗的并发症，但均属少见。

发病机制

动脉瘤的形成是蛛网膜下腔出血的病变基础，在此基础上，可以因血压突然增高，甚至在无察觉的诱因下"自发"破裂出血。

★ 蛛网膜下腔出血常见原因——颅内动脉瘤

颅内动脉瘤系颅内动脉壁的囊性膨出，是造成蛛网膜下腔出血的首位病因。其发病率在脑血管意外中，仅次于脑梗死和高血压脑出血，位居第三。本病好发于 40~60 岁中老年人，青少年少见。

动脉瘤的形成

动脉瘤虽然叫作"瘤"，但它并不是我们常提到的"肿瘤"，它是因脑动脉管壁局部的先天性缺陷和腔内压力增高引起的血管病变。动脉瘤是血管壁的局部隆起、扩张，通常由血管壁的脂质斑块破溃所形成，并与遗传、外伤或其他损伤动脉壁强度的各种因素有关。日积月累，动脉管壁日益薄弱，血流压力作用于管壁使其外凸而形成动脉瘤。高血压、脑动脉硬化、血

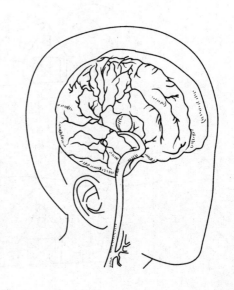

管炎与动脉瘤的发生发展有关。

动脉瘤可能发生渗血或破裂。若是渗血，动脉瘤可完全愈合，但以后还可能发生破裂；如果破裂，则血管可以修复，动脉瘤消失。

动脉瘤内可形成血栓，如果脱落为栓子，就会成为潜在脑缺血的原因。

动脉瘤的分类

▲先天性囊状动脉瘤

▲动脉粥样硬化引起的梭形动脉瘤

▲感染引起的梭形动脉瘤

▲感染所致的细菌性动脉瘤

▲外伤后的创伤性动脉瘤

▲动脉壁分离所致的夹层动脉瘤

脑动脉瘤多见于脑底动脉分叉处。按其发病部位，4/5 位于脑底动脉环前半，以颈内动脉、后交通动脉、前交通动脉者多见；脑底动脉环后半者约占 1/5，发生于椎基底动脉、大脑后动脉及其分支。

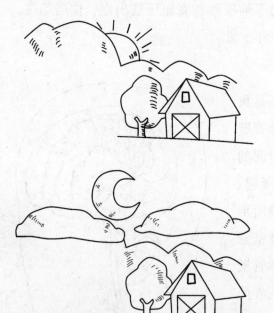

动脉瘤破裂危险因素

与动脉瘤破裂有关的危险因素包括吸烟、口服避孕药、酗酒、妊娠和分娩，一天的血压变化和昼夜节律变化与动脉瘤破裂也有关。大多数动脉瘤破裂发生在凌晨或者晚上，但很少发生在半夜，在冬季或大气压遽变时发病率也会增加。

破裂的最可能原因是在血管

和动脉瘤壁内生物力学和结构减弱有关的血流动力应力改变。

★ 蛛网膜下腔出血容易复发的原因

很多蛛网膜下腔出血的患者在第1次出血后容易再次出血，特别在发病后的2~4周复发率和病死率更高。

蛛网膜下腔出血的易复发性和其病因是密切相关的。引起蛛网膜下腔出血的最常见的是先天性发育缺陷而成的颅内动脉瘤和血管畸形；其次是高血压、动脉粥样硬化引起的囊状动脉瘤。

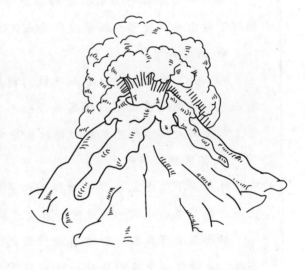

动脉瘤在很多情况下都容易破裂出血，有些动脉瘤可以反复破裂。而在蛛网膜下腔出血后，如果病因没有完全消除，患者体内存在着可能再次出血的病理基础。同时，蛛网膜下腔出血后由于血液刺激痛觉敏感结构，以及血细胞崩解释放的各种炎性物质引起化学性脑膜炎，或者血液凝固使脑脊液回流受阻，出现脑积水，影响了脑脊液的循环，使颅内压增高。因此，患者出现剧烈的头痛、频繁呕吐等，导致血压增高，易引起再度出血。

温馨提示：蛛网膜下腔出血和脑出血有什么不同？

脑卒中，包括蛛网膜下腔出血、脑出血和脑梗死，习惯上将蛛网膜下腔出血和脑出血归类为出血性脑卒中，虽然两者都是急性发病，但是它们还是有很大区别的。

◆ **病灶位置不同**

脑出血是指各种原因引起的脑血管破裂的脑实质内的出血，蛛网膜下腔出血是指颅内血管破裂后血液流入蛛网膜下腔。

◆ **病因不同**

80%以上的脑出血由高血压性脑内细小动脉病变引起，故也称高血压动脉硬化性脑出血或高血压性脑出血。蛛网膜下腔出血的最常见的原因是颅内动脉瘤和动静脉血管畸形。

◆ **临床症状不同**

蛛网膜下腔出血者都有剧烈的炸裂样头痛、呕吐的症状；而脑出血者的头痛的症状一般是中等或重度头痛。

脑出血者有血破入脑实质后所致的定位症状，如中枢性偏瘫、面瘫、失语及偏身感觉障碍；蛛网膜下腔出血者一般无肢体瘫痪等局部神经系统缺损的症状和体征。但是部分患者有因血管痉挛引起肢体轻偏瘫等局灶性体征。

脑实质出血如不破入脑室，不会出现脑膜刺激征；而蛛网膜下腔出血者百分之百有脑膜刺激征阳性。

◆ **CT 图像不同**

CT 检查显示，脑出血为脑实质内高密度影；蛛网膜下腔出血为蛛网膜下腔内高密度影。

自查

★ 蛛网膜下腔出血的症状

🌱 预警性征象

引起蛛网膜下腔出血的动脉瘤在破裂前常常无症状，但有时动脉瘤在完全破裂前可压迫神经或渗出少量血液，因此产生一些预警性征象，如头痛、颜面痛、复视或其他视觉障碍。预警性征兆可发生在破裂前数分钟或数周。

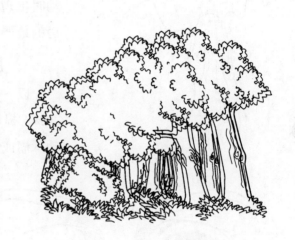

🌱 出血症状

▲ 半数患者可出现精神症状，如烦躁不安、意识模糊、定向力障碍等。

▲ 脑膜刺激征明显，常在蛛网膜下腔出血后 1~2 天内出现。

多数患者出血后经对症治疗，病情逐渐稳定，意识情况和生命体征好转，脑膜刺激症状减轻。

▲ 20%患者出血后有抽搐发作。有的还可出现眩晕、项背痛或下肢疼痛。

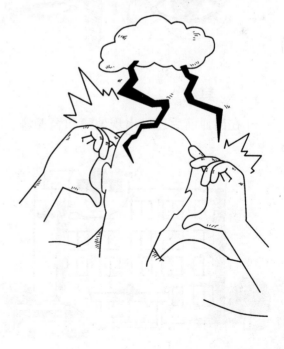

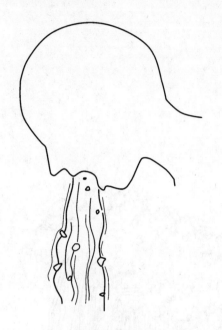

▲ 发病突然，剧烈头痛、恶心呕吐、面色苍白、全身冷汗。以一过性意识障碍多见，严重者呈昏迷状态，甚至出现脑疝而死亡。

典型表现为"雷击样"头痛，常在活动时出现，头痛的性质常常是"患者所经历的最严重的头痛"。

脑神经损害

以一侧动眼神经麻痹常见，占 6% ~ 20%，提示存在同侧颈内动脉-后交通动脉动脉瘤或大脑后动脉动脉瘤。

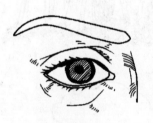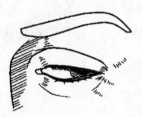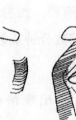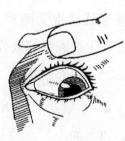

其他

在出血前后还可出现偏瘫和轻偏瘫、视力视野障碍、颅内杂音、低热等表现。

颅内并发症

在病情稳定后的不同时期，又可因下列常见的颅内并发症，而使病情复杂并影响预后。

▲ 再出血：多发生在首

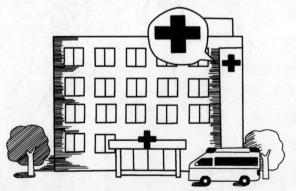

次出血的 2 周内。多因过早活动或情绪激动再诱发，表现为已经好转或稳定的症状、体征重复出现或加重，脑脊液或 CT 检查均可见新鲜出血。

▲脑血管痉挛：早期痉挛常见于起病后，历时短暂，患者可出现一过性意识障碍和轻度神经功能缺失，迟发性痉挛多发生于病后 5~15 天，可表现为局灶性神经系统体征（偏瘫、失语、偏身感觉障碍等）。

▲脑积水：急性脑积水多在出血后 2 天内发生，表现为急性颅内高压、脑干受压、脑疝等，系因脑脊液通路堵塞所致，故又称急性梗阻性脑积水；交通性脑积水多于出血后 2~4 周发生，表现为认知功能障碍、步态不稳或尿失禁。

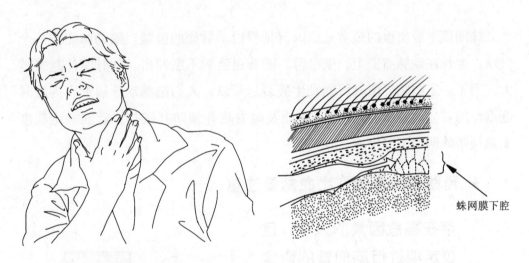

蛛网膜下腔

★ 动脉瘤的症状

压迫症状

脑动脉瘤因其不同的部位而产生相应的压迫症状。瘤体增大后可出现头痛，位于病侧眼眶，呈搏动性；亦可出现病侧眼球突出、上睑下垂、眼球外展受限、轻偏瘫、运动性失语、精神障碍、尿崩症、癫痫发作和鼻出血等表现。

破裂先兆

动脉瘤扩张后，常引起局限性头痛、眼痛、视力减退、恶心、颈部僵痛、眩晕和感觉障碍等，可能为脑动脉瘤破裂的先兆。当动脉瘤直径超过2.5厘米时，可引起颅内压增高症状。

蛛网膜下腔出血

脑动脉瘤破裂后，出现蛛网膜下腔出血症状，如剧烈头痛、恶心呕吐、脑膜刺激征、发热，可伴抽搐、意识障碍及动眼神经麻痹的表现。脑动脉瘤破裂后常反复出血，再出血后患者症状再次加重，意识障碍加深，或又出现新的症状体征。

自防

蛛网膜下腔出血的最常见原因就是颅内动脉瘤的破裂。脑动脉瘤像一个气球，生长在动脉瘤壁上，壁极薄，随着血流的不断冲击，动脉瘤体越来越大，到了一定的临界值就可能发生破裂。所以，人们把脑动脉瘤形容为随时能爆炸的"定时炸弹"。但是只要能及时发现并预防其破裂，就能一定程度上地预防蛛网膜下腔出血。

★ 预防动脉瘤破裂出血需要注意

存在高危因素的人群，建议定期进行脑血管的影像学检查，以便能够在动脉瘤破裂出血前发现病变并给予恰当的治疗。

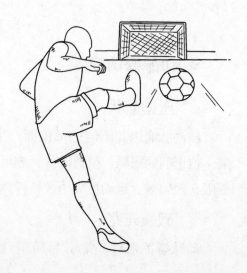

平时应当对危险因素加以控制，从而降低动脉瘤的发生率。

◆ 避免诱因：控制血压于稳定状态，避免血压大幅波动造成动脉瘤破裂；保持大便通畅，必要时使用缓泻剂；避免情绪激动和剧烈运动。

◆ 注意安全：尽量不要单独外出活动或锁上门洗澡，以免发生意外时影响抢救。

◆ 及时就诊：发现动脉瘤破裂出血表现，如头痛、呕吐、意识障碍时及时诊治。

自养

★ 蛛网膜下腔出血患者在休养时需要注意

◆ 绝对卧床4~6周，患者应取平卧位或侧卧位，床头抬高15°~30°以降低颅内压，减轻脑水肿。

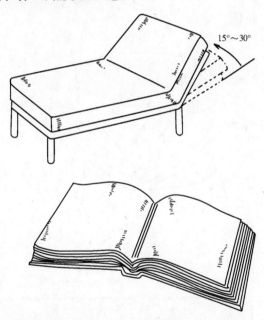

◆ 病室定时通风换气，保持安静、温湿度适宜，光线柔和。

◆ 保证营养素的供给，以增强机体抵抗力。

◆ 对精神症状明显者遵医嘱给予适量镇静剂。

◆ 对于高热患者及时采取降温措施。

◆ 加强心理护理。心理护理对促进或加速患者的康复起着重要的作用。

◆ 对疾病加强认识。本病大多数患者神志清醒，不习惯卧床休息，常急于下床活动。这是不对的，要积极主动了解疾病发生过程，以乐观的心态卧床休养。

★ 蛛网膜下腔出血患者预防再出血需要注意

◆ 保持情绪稳定，避免强光、噪声等不良刺激。

◆ 避免不必要的搬动，翻身时动作要缓慢。

◆ 保持大便通畅。

◆ 避免过早活动、剧咳。

◆ 每餐前适量饮水，给予低盐、低脂、富含纤维素的食物，多吃新鲜水果、蔬菜等，并每天给予腹部按摩（顺肠蠕动方向），刺激胃肠蠕动，促进排便。

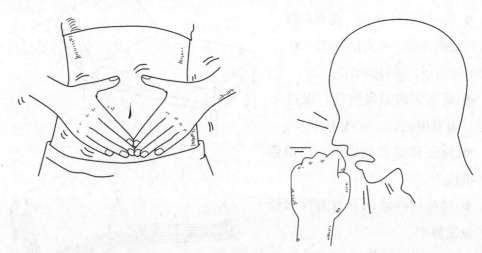

> 🖐 **温馨提示：蛛网膜下腔出血患者头痛的处理方法**
>
> 　　由于滞留的血液刺激脑膜组织而引起的头痛，是该疾病的重要症状之一。剧烈的头痛使患者烦躁不安和恐惧，因此护理时应保持环境安静，轻轻按摩头部，用湿毛巾或冰袋冷敷，转移患者的注意力，放松情绪，必要时给予脱水剂、镇痛剂、镇静剂或腰穿减压。

脑 梗 死

　　脑梗死又称缺血性脑卒中，是指由于脑部血液供应障碍，导致局限性脑组织的缺血、缺氧性坏死，约占全部脑卒中的80%。

★ 脑梗死的常见类型

　　TOAST 分型法则根据临床特点及影像学、实验学检查等将缺血性脑卒中分为5个亚型：

- ◆ 大动脉粥样硬化性卒中
- ◆ 心源性脑栓塞
- ◆ 小动脉闭塞性卒中（脑腔梗）
- ◆ 其他原因引发的脑卒中
- ◆ 原因不明的卒中

★ 脑缺血性病变的病理分期

- ◆ 超早期（1~6 小时）：病变区脑组织常无明显改变，可见部分血管内皮细胞、神经细胞和星形胶质细胞肿胀，线粒体肿胀空化。
- ◆ 急性期（6~24 小时）：缺血区脑组织苍白、轻度肿胀，神经细胞、星形胶质细胞和血管内皮细胞呈明显缺血性改变。
- ◆ 坏死期（24~48 小时）：可见大量神经细胞消失，胶质细胞坏变，中性粒细胞、单个核细胞、巨噬细胞浸润，脑组织明显水肿。
- ◆ 软化期（3 天~3 周）：病变区液化变软。
- ◆ 恢复期（3~4 周后）：液化坏死的脑组织被吞噬、清除，胶质细胞增生，毛细血管增多，小病灶形成胶质瘢痕，大病灶形成中风囊，此期可持续数月至2年。

局部动脉血供中断引起的梗死一般为贫血性梗死，即白色梗死。如梗死区继发出血则称为出血性梗死或红色梗死。脑栓塞和接近皮质的脑梗死更容易继发出血。

★ 半暗带

脑组织对缺血、缺氧损害非常敏感，阻断脑血流30秒钟脑代谢即会发生改变，1分钟后神经元功能活动停止，脑动脉闭塞致供血区缺血超过5分钟后，神经细胞即可发生不可逆性损害，出现脑梗死。

急性脑梗死病灶由中心坏死区及周围的缺血半暗带组成。如果把脑梗死病灶比作战场，那么在战场的中心坏死区的士兵们，也就是脑组织，已经阵亡，这是因为缺血而产生了不可逆的损害；而战场边缘，即半暗带的脑组织还有大量伤员可以通过救治挽回生命，这是因为半暗带仍存在大动脉残留血流和（或）侧支循环，缺血程度相对较轻，如果血流迅速恢复使脑代谢改善，损伤仍为可逆性，神经细胞仍可存活并恢复功能。

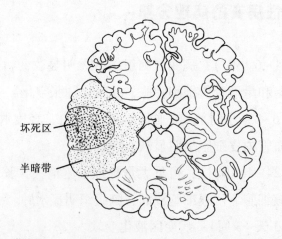

坏死区

半暗带

但是随着战争的继续，战场范围的扩大，在边缘的伤员若得不到救治，也会死亡。因此在有效的时间内，保护和挽救半暗带内可逆性损伤的神经元是急性脑梗死治疗的关键。

★ 大动脉粥样硬化性卒中和脑血栓形成

大动脉粥样硬化性卒中是指脑动脉的主干或其皮质支因动脉粥样硬化性病变，管腔明显狭窄（>50%）、闭塞或斑块脱落栓塞，导致脑局部供血区血流中断，发生脑组织缺血、缺氧、软化坏死，出现相应的神经系统症状和体征。

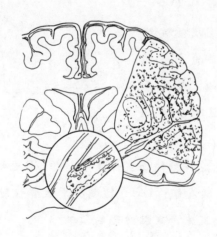

我们经常提到的脑血栓就是因为大动脉粥样硬化造成的。脑血管的粥样硬化造成血管壁增厚、管腔狭窄，在某些条件下，比如血压降低，血流缓慢，血黏稠度增高，血小板等凝血物质在血管内凝集成块，就会形成血栓，导致血管闭塞，出现"中风"症状。

温馨提示：什么是"小中风"？

我们俗称的"小中风"是指短暂性脑缺血发作（TIA），出现短暂性（一过性）局灶性脑功能障碍。

它的特点是表现为突然发生的、持续几分钟至几小时的某一区域脑功能的障碍，可在24小时内完全恢复正常，不留神经功能的缺损。好发于中年以后，发作频率因人而异，可24小时发作数十次，也可以几个月发作1次，有的人反复发作数十次尚不发生完全性脑卒中，有的则仅发作1~2次便发生完全性脑卒中。每次发作的临床表现大多相似，是由于同一脑动脉供应区的反复缺血所致。

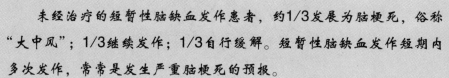

未经治疗的短暂性脑缺血发作患者，约1/3发展为脑梗死，俗称"大中风"；1/3继续发作；1/3自行缓解。短暂性脑缺血发作短期内多次发作，常常是发生严重脑梗死的预报。

动脉粥样硬化和血栓形成的过程

我们知道脑卒中是由于血管的病理改变过程引发的。而动脉硬化则是这种病理改变最具代表性的一种。

当脑动脉硬化发生时，由于血管壁弹性减退，血管对血压的调节作用降低，血压容易产生波动；另一方面，脑动脉硬化患者血脂高，在动脉内膜及中层形成粥样斑块，部分造成动脉内壁增厚，并伴有内壁上的胆固醇斑块溃烂，这种溃烂使血管中容易形成血块和其他栓塞物，造成血流停止，引起局部缺血性脑卒中。

　　动脉粥样硬化的病变主要在动脉内膜，随着疾病的发展，血管壁重塑、斑块向血管腔侵犯，造成血管狭窄；斑块破裂、脱落，动脉壁内胶原纤维暴露，血小板在局部聚集形成血栓，加重血管腔阻塞；斑块和（或）血栓脱落，则形成栓子，顺血流阻塞远端血管；斑块致脑供血大动脉狭窄，颅内低灌注，一旦发生血流动力学异常，即可导致分水岭脑梗死。以上机制可分别或复合作用导致动脉血流受阻，使相应脑组织缺血、缺氧。

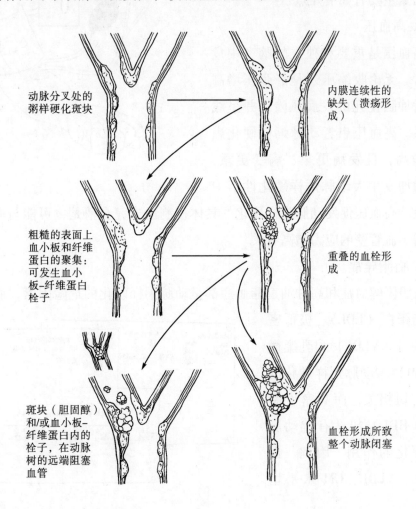

🌀 动脉粥样硬化的病因

动脉粥样硬化是缺血性脑卒中常见病因之一。动脉粥样硬化的形成是一个复杂的过程，确切原因和机制尚未完全清楚，已知的危险因素与缺血性脑卒中的发生及发展也有密切关系，大致可分为两大类。一类是不可干预的，如年龄、性别、遗传和种族等；另一类是可以干预的。可干预的危险因素对于降低脑卒中的发病率、复发率及死亡率等有着重要的作用。可干预的危险因素主要有如下几点：

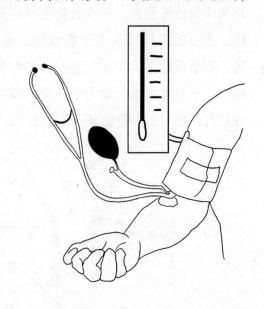

▲ 高血压

高血压是重要和独立的脑卒中危险因素。无论收缩压还是舒张压增高都会增加脑梗死的发病风险，并呈线性关系。高血压患者动脉粥样硬化患病率增高，且发病更早、病变更重，因此增加发生大动脉粥样硬化性卒中的风险。高血压促发动脉粥样硬化的具体机制尚未完全清楚，可能与血压直接作用于血管壁的应力增高有关。

▲ 血脂异常

高胆固醇血症和高甘油三酯血症都是动脉粥样硬化的危险因素，血浆低密度脂蛋白（LDL）、极低密度脂蛋白（VLDL）和乳糜微粒（CM）与动脉粥样硬化的发生密切相关，而高密度脂蛋白（HDL）却具有抗动脉粥样硬化的作用。因此，血浆 LDL、VLDL、CM 水平增

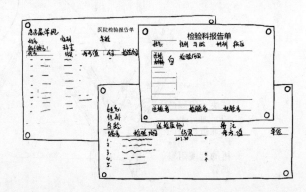

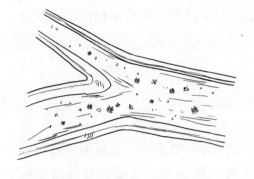

高和 HDL 水平降低都可增加大动脉粥样硬化性卒中发生的风险。

▲ 糖尿病

糖耐量异常或糖尿病患者发生脑卒中的可能性可较一般人群成倍增加。糖尿病患者发生动脉硬化、高血压、高脂血症及脑梗死的可能性增加。高血糖可进一步加重脑梗死后的脑损害。

▲吸烟和酗酒

吸烟致动脉粥样硬化的机制可能与内皮细胞损伤和血—氧化碳浓度升高有关；此外，尼古丁刺激交感神经可使血管收缩、血压升高。脑梗死危险性与吸烟量及持续时间相关，戒烟 2 年后脑梗死的危险性才会降低。酗酒者脑梗死的发病率升高，但少量饮酒通常并不构成脑梗死的危险。

▲短暂性脑缺血发作和脑卒中史

也是脑梗死的重要危险因素。约 20% 脑梗死患者有短暂性脑缺血发作史，大动脉粥样硬化性卒中亚型患者的既往短暂性脑缺血发作发生率，特别是相似神经功能缺损发作的多次短暂性脑缺血发作发生率较高；约 1/3 的短暂性脑缺血发作患者发生脑卒中，短暂性脑缺血发作患者脑梗死的年发生率为 1%～15%；短暂性脑缺血发作越频繁，发生脑卒中的危险性越高。有卒中史者再发缺血性脑卒中的风险明显高于正常人。

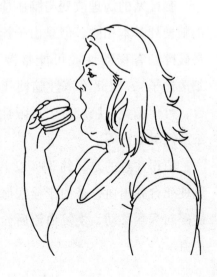

▲其他危险因素

包括体力活动减少、饮食（如高摄盐量及肉类、动物油的高摄入）、超重、药物滥用、口服避孕药、感染、血液病及血液流变学异常所致的血栓前状态或血黏度增加等亦与脑梗死的发生有关。

★ 脑栓塞

脑栓塞是指血液中的各种栓子（如心脏内的附壁血栓、动脉粥样硬化的斑块、脂肪、肿瘤细胞、纤维软骨或空气等）随血流进入脑动脉而阻塞血管，当侧支循环不能代偿时，引起该动脉供血区脑组织缺血性坏死，出现局灶性神经功能缺损。脑栓塞常发生于颈内动脉系统，椎基底动脉系统相对少见。脑栓塞一般占缺血性脑卒中的15%～20%。

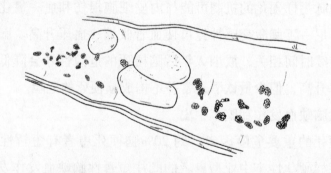

脑栓塞的病理改变与脑血栓形成所致的脑梗死基本相同，但是由于栓子多发且易破碎，有移动性或可能带菌（炎性或细菌栓子），因此栓塞性脑梗死多为多灶性，可伴脑炎、脑脓肿、局限性动脉炎和细菌性动脉瘤等。

值得注意的是，约30%以上的栓塞性脑梗死合并出血，是由于栓塞血管内栓子破碎向远端移动，恢复血流后栓塞区缺血坏死的血管壁在血压的作用下发生出血。

温馨提示：什么是"栓子"？

栓子是一个医学名词，是指进入血液循环系统的自体或外来的异物。它会阻塞机体血管，并使相应区域的组织或器官因缺血而坏死。分为心源性、非心源性和来源不明性三种。心源性的最为多见。凡是未阐明来源的，习惯上都是指心源性的。

心源性栓塞

心源性脑栓塞是心脏来源的栓子随血流进入脑动脉而使血管发生急性闭塞，引起相应供血区脑组织缺血坏死，出现局灶性神经功能缺损。

心源性栓塞是脑栓塞的最常见类型，占脑栓塞的 60%～75%，约有 75% 的心源性栓子栓塞于脑部。

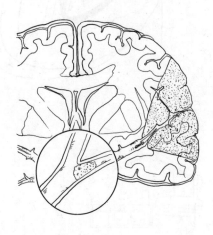 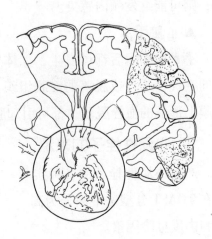

引起心源性栓塞的常见心脏病

▲ 心房颤动

心房颤动是引起心源性栓塞的最常见原因，又分为瓣膜病性房颤、非瓣膜病性房颤和无器质性心脏病性房颤。发生房颤的心脏收缩性降低，心腔内血流缓慢甚至淤滞，易导致附壁血栓形成，栓子脱落顺血流阻塞脑动脉，引起相应供血区的缺血缺氧性坏死，即为脑栓塞。

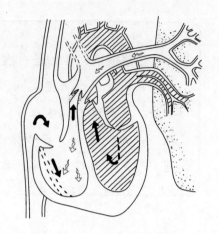

▲ 心瓣膜病

指先天性发育异常或后天性疾病（如风湿性心内膜炎）引起的心瓣膜病变。受损瓣膜可导致血流动力学异常，瓣膜上赘生物形成、机化、脱落，或继发附壁血栓脱落，都可进入血流，形成栓子。

▲ 感染性心内膜炎

心内膜受损，表面形成含细菌的赘生物，若脱落形成含细菌的栓子并导致脑栓塞，则可能继发颅内感染。

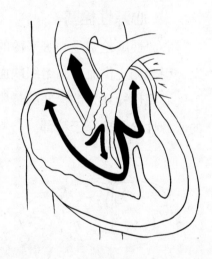

▲ 心脏手术

手术中和术后都可发生，如体外循环产生的空气栓子，或脱落的瓣膜组织，或人工瓣膜上形成的血栓脱落，都可引起脑栓塞。

心源性栓子的来源

产生心源性栓子的各种疾病在 TOAST 分型法中被分为高度和中度危险因素。

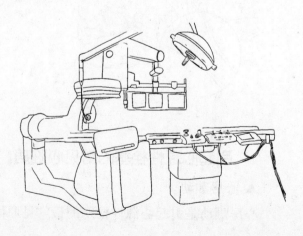

▲ 高度危险的栓子来源

- 机械性心脏瓣膜
- 二尖瓣狭窄伴心房颤动
- 心房颤动

- 左心房或左心耳血栓
- 病窦综合征
- 4周之内的心肌梗死
- 左心室血栓
- 扩张型心肌病
- 左心室节段性运动功能不良
- 左心房黏液瘤
- 感染性心内膜炎

▲ 中度危险的栓子来源

- 二尖瓣脱垂
- 二尖瓣环钙化
- 二尖瓣狭窄不伴心房颤动
- 房间隔缺损
- 卵圆孔未闭
- 心房扑动
- 单次心房颤动
- 生物心脏瓣膜
- 非细菌性血栓性心内膜炎
- 充血性心力衰竭
- 左心室区段性运动功能减退
- 4周之前、6个月以内的心肌梗死

温馨提示：脑出血、脑血栓和脑栓塞有什么区别？

脑出血、脑血栓和脑栓塞是我们常常听到的三种疾病，这三种疾病在如下方面有所差异。

◆ 三种疾病的发病机制不同

脑出血是出血性脑卒中的一种。它的病因是脑血管破裂，血液流入周围脑组织，一方面使颅内压力升高；另一方面，由破裂血管供血的脑细胞会因为得不到血液供应而缺血缺氧死亡。

脑血栓与脑栓塞，都属于缺血性脑卒中，但前者是"本地商品"，后者是"进口商品"。

脑血栓是容易引起脑梗死的危险因素之一。它的病因是在脑血管内形成血栓，堵住了脑血管，造成由它供血的脑细胞缺血缺氧死亡。由于动脉硬化可使血管壁凹凸不平、不光滑，血液成分容易沉积下来，形成血栓；血液黏稠度高的人，血流速度慢，血里面的东西也容易沉积下来，形成血栓。所以，动脉硬化、血液黏稠度高，都是脑血栓的高危因素。

脑栓塞是缺血性脑卒中——脑梗死的一种。虽然也是脑血管被栓子堵住了，但栓子是从别的地方来的。比如房颤患者心脏内常有血栓，血栓脱落，就有可能顺着血流流到脑部，堵住脑血管。

◆ 三种疾病的发病症状不同

偏瘫是它们的共同症状。因为不管什么原因，最终都会导致脑细胞因供血障碍而死亡。但脑出血患者，发病急，多伴有剧烈头痛、呕吐。

脑栓塞患者，由于栓子也是突然脱落，所以发病也比较急，但一般没有头痛、呕吐症状；脑血栓则发病相对较缓，多是睡了一夜觉，第二天醒来，发现半身不遂，多无头痛、呕吐症状。

◆ 三种疾病预后不同

脑出血发病凶险，患者容易形成脑疝死亡。但只要救治及时，平安度过危险期，后遗症多比较轻微；脑血栓和脑栓塞则不同，尽管死亡率低，但发生后遗症的可能性大，致残率高。

◆ 三种疾病治疗手段不同

脑出血以止血、脱水（防止形成脑疝）、降血压为主。脑血栓、脑栓塞则以溶栓、降纤维蛋白、抗凝、抗血小板凝聚为主。治疗的关键是要早，越早越好，尤其不要超过6小时。

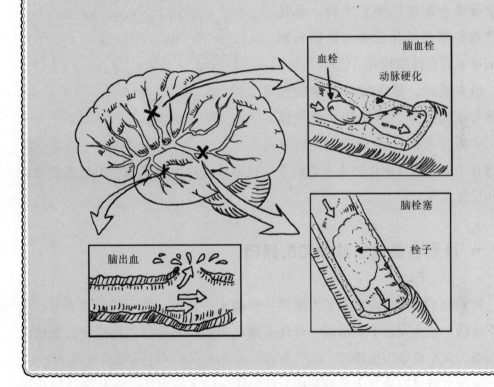

★ 小·动脉闭塞性卒中（脑腔梗）

小动脉闭塞性卒中又称腔隙性脑梗死，简称脑腔梗。它是指脑深部及脑干的小穿通动脉发生病变、闭塞，形成小的缺血性梗死。

脑腔梗的病因

脑腔梗的病因主要是颅内小血管病变导致相应脑组织缺血坏死，是一类缺血性卒中。

目前主要认为是高血压导致脑部小动脉及微小动脉透明变性、硬化、纤维素样坏死，使血管腔闭塞，形成小的缺血性梗死灶。当血流动力学异常，如血压突然下降，可使已严重狭窄的动脉远端血流明显减少而形成腔隙性脑梗死。

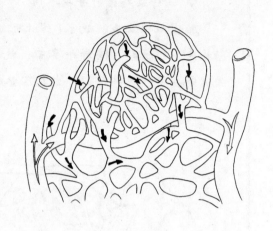

研究显示，糖尿病也是脑腔梗的独立危险因素，糖尿病患者不仅大、中血管有粥样硬化改变，而且常伴有小动脉粥样硬化和微血管病变，从而导致小血管阻塞，引起多发脑腔梗和反复发作。

★ 清晨容易发生脑梗死的原因

我们似乎经常听说哪家老人清晨一觉醒来，发现一侧手脚麻木无力、活动不灵活，甚至完全不能活动，或伴有嘴巴歪斜、不会说话等症状。送到医院检查，医生确诊为脑梗死。

为什么清晨容易发生脑梗死呢？目前认为除了高血压、动脉粥样硬化等因素是直接导致血管病变这一基本病理基础外，还与机体的动脉血压、血浆中儿茶酚胺及纤维蛋白原活性等生理性昼夜变化有关。

血压有昼夜波动

入睡后，血压会自然下降一些，血流也随之减慢，成为清晨发生脑梗死的病理生理基础。

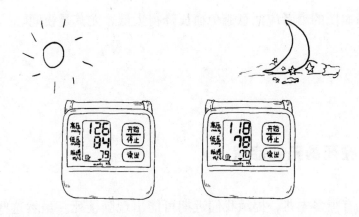

睡眠姿势

睡眠时姿势的固定侧卧位，往往使颈部扭曲，压迫了颈部的血管，造成脑的供血减少或静脉回流不畅，可能与发生脑梗死也有一定的关系。

24 小时血液黏稠度变化

通过连续抽血化验 24 小时血液黏度，发现人体在早晨 2 时至 6 时血液中儿茶酚胺、纤维蛋白原活性增强，红细胞压积以及血液黏度均相对增高，从而使血液凝固性增强，加之人们经过夜间长时间的睡眠，不吃不喝，没有补充水分，但仍继续有肾小球滤过，导致体液丢失，血液变得更加浓缩，血液黏度更大，因此容易发生脑梗死。

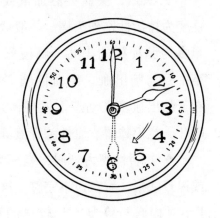

总之，在脑部动脉粥样硬化病变的基础上，外加夜间血压的波动、血流速度减慢、血液黏度增高及颈部血管受压，最终导致血管堵塞，脑梗死发生。

鉴于以上原因，有人提出，凡具有脑卒中危险因素的老年人，在睡前适当地喝些白开水，对预防脑梗死有一定好处，尤其是对于睡前喝酒较多的人更为重要。另外，夜间睡眠姿势也应注意，防止因固定侧卧而引起颈部血管受压。有高血压的患者应注意避免血压降得太低，尤其是夜间。

自查

★ 脑梗死的先兆症状

脑梗死有很多先兆，提示我们近期可能出现脑梗死。虽然这些症状不是脑梗死的特异性症状，也有可能是其他原因导致的，但是也值得我们提高警惕。一旦发现这些先兆症状，及时去医院就诊，不可等闲视之，也不要被它们吓到。

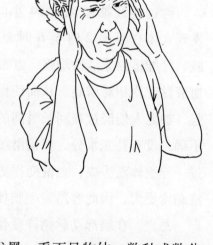

◆ 头晕、头痛突然加重或由间断性头痛变为持续性剧烈头痛。一般认为头痛、头晕多为脑梗死的先兆。脑梗死（缺血性脑卒中）与脑出血（出血性脑卒中）的区别在于脑出血多在动态下发病，并伴有头痛、呕吐、意识障碍、血性脑脊液等。

◆ 短暂性视力障碍，表现为视物模糊，或视野缺损，看东西不完整，这种现象多在1小时内自行恢复，是较早的脑梗死预报信号。

◆ 一过性黑蒙，指正常人突然出现眼前发黑，看不见物体，数秒或数分钟即恢复常态，既没有恶心、头晕，也无任何意识障碍。这是因视网膜短暂性缺血所致，提示颅内血流动力学改变或微小血栓暂时性堵塞视网膜动脉，为脑血管病的最早报警信号。

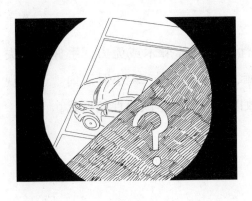

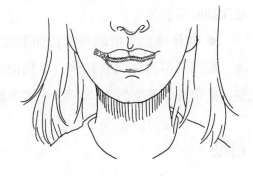

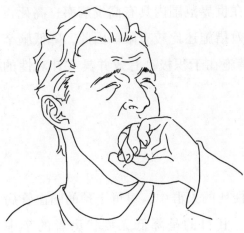

◆ 语言与精神改变，指发音困难，失语，写字困难；个性突然改变，沉默寡言，表情淡漠或急躁多语，烦躁不安，或出现短暂的判断或智力障碍，嗜睡。

◆ 困倦与嗜睡，表现为哈欠连连，是脑缺氧，特别是呼吸中枢缺氧的反应。随着脑动脉硬化加重，动脉管腔越来越窄，脑缺血严重恶化。80%左右的人在缺血性脑梗死发作5～10天前，频频打哈欠。所以，千万不要忽略了这一重要的报警信号。

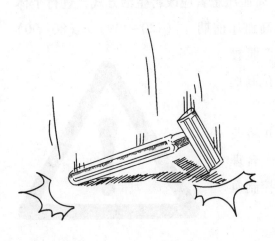

◆ 剃须刀落地现象，指刮脸过程中，当头转向一侧时，突然感到持剃须刀的手臂无力，剃须刀落地，可同时伴有说话不清，但在1～2分钟完全恢复正常。这是由于颈部转动时，加重了已经硬化的颈动脉狭窄程度，导致颅脑供血不足，发生一过性脑缺血。提示缺血性脑梗死随时可能发生。

◆ 躯体感觉与运动异常，如发作性单侧肢体麻木或无力，手握物体失落，原因不明的晕倒或跌倒，单侧面瘫，持续时间在 24 小时以内。追访观察，此类现象发生后 3~5 年，约有半数以上的人发生缺血性脑梗死。

自防

缺血性脑卒中严重危害人类健康，在世界范围内具有高发病率、高死亡率和高致残率，而目前治疗脑梗死的有效措施还比较有限。因此，降低脑卒中的发病率、患病率和病死率的根本措施在于积极、有效并具有针对性的预防。

★ 预防脑梗死需要注意

脑梗死的一级预防是指在未发生脑梗死的人群中，对可干预的脑血管病危险因素进行合理预防、控制和治疗，其目的是降低无症状患者的卒中风险。

控制危险因素

▲ 高血压：应该定期测量血压。高血压患者应改善生活方式，进行个体化药物治疗，控制血压在正常水平。高血压前期 [（120~139）／（80~90）mmHg] 并伴有充血性心力衰竭、心肌梗死、糖尿病或慢性肾衰时，应该给予抗高血压药物。

▲ 糖尿病：应正规监测血糖，并将改善生活方式和个体化药物治疗相结合，合理控制血糖水平。糖尿病患者更应严格控制血压，目标为 130/80mmHg 以下。

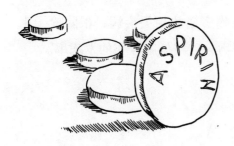

▲ 血脂：应该定期测量血脂，特别是血胆固醇水平。根据危险分层选用控制饮食、进行体育锻炼和（或）给予不同降脂药物等方法控制血脂。

抗血小板

对于有脑梗死危险因素的高危人群可咨询医生，定时服用阿司匹林进行一级预防。

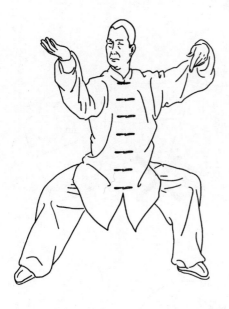

积极运动

体育锻炼可以增强体质，提高抗病能力，改善心功能，促进血液循环，增强脑部血液灌注，同时能降低血液黏度，减少血栓的形成。

但是要注意，剧烈和过度的运动并不适合老年人，因为此类运动可以使血压升高，从而诱发脑卒中。老年人可进行轻松平缓的运动，比如慢走、慢跑、太极拳等。

养成良好的生活习惯

戒烟、避免酗酒、低盐低脂饮食及控制体重。

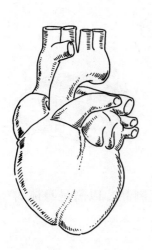

★ 对于心源性脑梗死的预防还需额外注意

预防心源性脑梗死应主要针对有相关心脏疾病，但未发生卒中的患者。具体措施除了控制血管危险因素外，更重要的是要有效治疗相关心脏疾病，如纠正心律失常，治疗心脏瓣膜病和引起心内膜病变的相关疾病，根除栓子来源，安置人工瓣膜的患者应长期口服抗凝药物，以减低脑栓塞的发病率。

自养

★ 脑梗死患者在饮食上需要注意

🥄 低盐

食盐摄入过多，所含的钠离子可使血容量增加，加重心脏负担，使血压升高。所以每日的食盐摄入量应在 6 克以下。

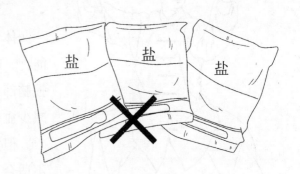

🥄 低脂

应限制动物性脂肪的摄入，如猪油、牛油、羊油、奶油、动物内脏、鱼子、肥肉等，其所含的饱和脂肪酸可使血液中的胆固醇浓度升高，加速动脉硬化产生。应食用植物油，如花生油、芝麻油、豆油等，它们中的不饱和脂肪酸含量较高，可以延缓动脉硬化发生。

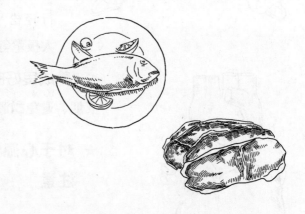

🥄 蛋白适量

每日摄入一定量的蛋白质，如瘦肉、鱼类、各种豆制品，以满足身体对氨基酸的需要。

🌏 多吃些新鲜的蔬菜和水果

★ 脑梗死患者在进行康复运动时需要注意

不完全性瘫痪或完全性偏瘫患者，随着病情的稳定和肌力的进步，便应主动做肢体功能锻炼，以恢复肌力，增加关节活动范围，改善肢体和肌肉的协调能力。主动运动应根据患者的肌力情况，采取不同的方法。

总的原则是训练动作由简到繁，活动范围逐步扩大。由单一关节到整体活动，时间由短到长，强度由弱到强，循序渐进，不可操之过急。并应做好防护，以免造成关节和肌肉损伤。

不能下床的患者，自己要外展肩关节，同时还要做向后的运动，屈曲和伸展肘关节、腕关节，并做握拳和伸掌运动。下肢要坚持外展和内旋运动，屈曲下肢，以锻炼下肢的肌力和关节的功能。患者上肢的锻炼，除进行必要的伸、屈等动作外，还应锻炼患手推、拉和抓持物体。肘关节有屈曲改变时，可用患者的上肢抱圆形物体，拉、伸上肢，或经常耸肩，旋转肩关节及用患手拍打物体等。

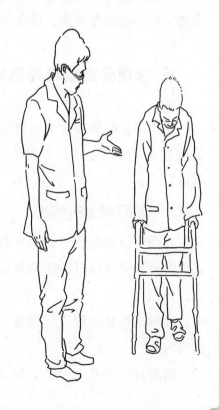

偏瘫患者一般下肢功能的恢复较上肢快，所以更应及早进行下肢功能锻炼。练习行走时可先让患者原地踏步，再练习迈步。若患者抬脚有困难时，可在患者的脚上系一条绳子，由扶持者协助提脚迈步，逐渐过渡到自己扶持物体行走。随着病情的改善和肌力的进步，让患者在家属的搀扶下先站立，患者的双臂钩住两家属的头颈，再由家属帮助搬动患腿。跨步时膝关节要伸直，身体挺直。在锻炼过程中，对患者的微小进步要加以表扬鼓励，以增强患者的信心，取得患者的配合。锻炼时间一般每日 3 次，安排在补液前、补液后、睡觉前。活动量要逐日增加，从 3 人协助活动到 1 人协助活动，最后独立行走。

★ 脑梗死患者要注意心理调节

脑梗死患者往往存在一些不健康的心理状态，如抑郁或具有攻击行为。这是因为患者对疾病没有正确的认识，往往表示出对疾病没有充分的准备，对自己患病不能理解。由于脑梗死导致的不仅仅是躯体结构的破坏，还会产生残疾，因此几乎所有患者都会出现悲伤和忧郁的情绪；而有些患者却很快由否认疾病的态度转到"为什么瘫痪的人是我"的愤怒心理，这会使患者对于治疗产生抵触情绪，甚至表现急躁、愤怒、不配合治疗，延误康复进程。

因此，患者要对疾病有清晰的认识，保持情绪乐观，并积极配合治疗，主动了解一些康复实例，增强战胜疾患的信心。

★ 合理安排脑梗死患者的作息

制定一张时间表对于出院回家的脑梗死的患者是十分重要的。时间表能提醒患者和家人一天中按时去完成计划的事情。

如何制定时间表

合理安排脑梗死患者的作息能够帮助患者逐步恢复和完成每日的生活规律。这张作息表应该包括早晨、上午、下午和晚上各做些什么，并根据恢复进程进行调整，增加或改变活动的内容。

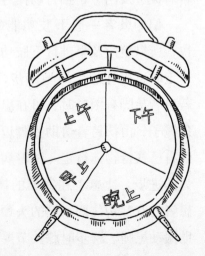

患者自己或家人记录下每天完成的每项活

动，如洗澡、穿衣、训练和吃饭等所需要的时间，然后初步制定出一份作息时间表。

时间表的安排要尽量宽松，只需要对患者每天生活内容进行集中概括即可。

制定时间表的意义

当患者出现疼痛或过分疲劳以及其他不正常现象时，一份完整的作息时间表有助于医生找到造成患者疼痛或者疲劳的原因，并进行"对症下药"的治疗或采取相应措施。

癫　痫

癫痫是一种常见疾病，是由多种病因引起的慢性脑部疾患，以不由任何明确原因激发引起脑部神经元异常过度放电所致的突然、反复（2次或更多）和短暂的中枢神经系统功能失常即痫性发作为特征。

痫性发作是指脑部神经元异常过度放电引起的一次临床症状，为临床突然出现的短暂表现，包括运动、感觉、意识、行为、自主神经功能或精神活动的改变，这些改变能够被患者及旁观者察觉到。

痫性发作是癫痫的特征性表现，但并不是所有痫性发作都属于癫痫。

全世界范围内，癫痫每年发病率约为35/10万，患病率约为5‰。全世界60亿人口中，每年新发癫痫患者约210万，平均每天近6000例新的癫痫患者产生，癫痫患者总人数估计达到3000万。我国每年癫痫新发患者人数超过45万，患者总数达到650万。

★ 神经元传递电信号

兴奋在神经元上的传导是一种电信号。

神经元起着既像电池又像电线的作用，因为它们可以自主充电。神经元能够接受从其他神经元、肌肉或腺体传来的电信号，或将信号传递给它们。

电信号的传递过程如下。

在未受刺激时，膜外

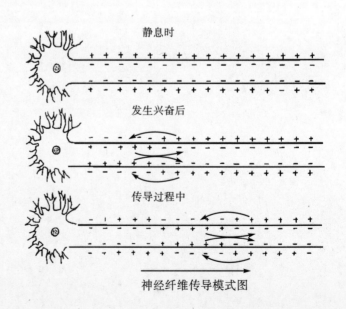

静息时

发生兴奋后

传导过程中

神经纤维传导模式图

是正电位；而膜内是负电位。

当某部位受刺激产生兴奋时，该部位膜外由"正"→"负"，膜内由"负"→"正"，就产生电位差→电荷移动→局部电流→局部电流回路。兴奋以电流的方式沿着神经纤维迅速向前传导。

★ 癫痫发作临床分类

国际抗癫痫联盟在 1981 年根据癫痫发作时临床表现及脑电图特点，将癫痫分为三类，并沿用至今。

◆ 部分性发作：首发临床和脑电图改变提示大脑半球部分神经元被首先激活的发作。

单纯性：无意识障碍，可分为运动、感觉、自主神经、精神症状性发作。

复杂性：有意识障碍，可为起始的症状，也可由单纯部分性发作发展而来，可伴有自动症等表现。

部分性发作继发全面性发作：由部分性发作起始并发展为全面性发作。

◆ 全面性发作：临床及脑电图改变提示双侧大脑半球同时受累的发作。

包括强直-阵挛发作（大发作）、强直发作、阵挛发作、肌阵挛发作、失神发作（小发作）、失张力发作等。

◆ 不能分类的癫痫发作：不能进行归类或难以归入上述发作分类的癫痫。

★ 大脑不同部位病变所致癫痫的症状

癫痫多有固定病灶，构成病灶的神经细胞突然同时、同步高频放电，当这种放电波及到一定脑区或整个脑时就引起发作。因病灶部位及波及的区域不同，所以才有上述不同癫痫类型。不同病灶部位所导致的癫痫各不相同：异常电流的传播被局限在脑的某一区域内，临床上就表现为局灶性发作；痫性放电波及到双侧脑部则出现全面性癫痫；异常放电在边缘系统扩散，可引起复杂部分性发作；放电传到丘脑神经元被抑制，则出现失神发作。

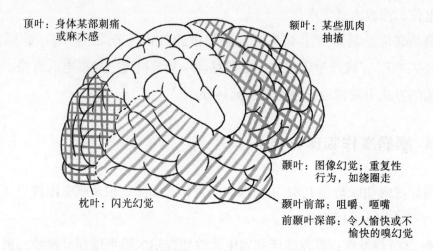

顶叶：身体某部刺痛
或麻木感

额叶：某些肌肉
抽搐

颞叶：图像幻觉；重复性
行为，如绕圈走

枕叶：闪光幻觉

颞叶前部：咀嚼、咂嘴

前颞叶深部：令人愉快或不
愉快的嗅幻觉

★ 癫痫的病因

癫痫的病因很多，实际上任何形式的脑损害，包括代谢或分子生物学的异常作用到大脑皮质都可以引起痫性发作，而其病因往往是多重的。癫痫的病因常可分为四大类。

特发性癫痫及癫痫综合征

除可疑遗传倾向外，无其他明显病因。

症状性癫痫及癫痫综合征

是各种明确或可能的中枢神经系统病变所致，如染色体异常、先天畸形、颅脑外伤、肿瘤、脑血管疾病、颅内感染等。

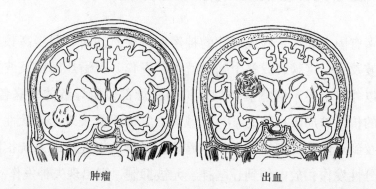

肿瘤　　　　　　　　出血

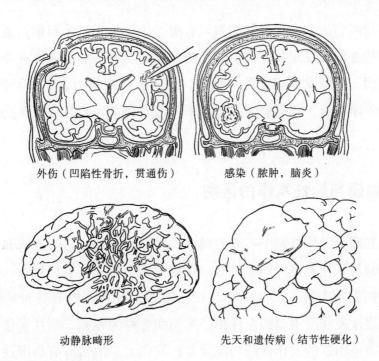

外伤（凹陷性骨折，贯通伤）　　　感染（脓肿，脑炎）

动静脉畸形　　　　　　　先天和遗传病（结节性硬化）

🕐 隐源性癫痫

临床表现提示症状性癫痫，但已有的检查手段未能发现明确病因。

🕐 症状相关性癫痫发作

患者的发作与特殊状态相关，如发热、缺氧、内分泌改变、电解质失调、药物过量、药物滥用、饮酒戒断、睡眠剥夺等。

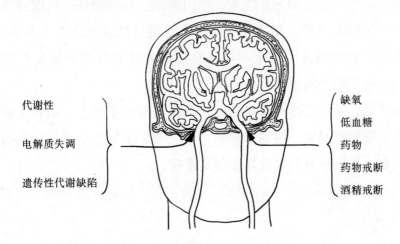

代谢性　　　　　　　　　　　　　　缺氧

电解质失调　　　　　　　　　　　　低血糖

　　　　　　　　　　　　　　　　　药物

遗传性代谢缺陷　　　　　　　　　　药物戒断

　　　　　　　　　　　　　　　　　酒精戒断

在癫痫的病因中，通过详细询问病史、体格检查以及目前所能进行的各种实验室检查均未发现脑部有引起癫痫发作的器质性病变或存在全身性疾病继发的癫痫，即特发性或隐源性癫痫，约占全部癫痫的 2/3，但随着医学科学水平的不断进步，脑部病变的检出率将逐渐提高，特发性癫痫的诊断将会逐渐减少。

★ 癫痫与痫性发作的区别

癫痫和痫性发作是两个不同的概念。癫痫是一组由已知或未知病因引起的，脑部神经元反复过度同步放电，导致临床上出现反复、短暂、刻板的神经系统功能失常为特征的临床综合征。癫痫患者可同时有几种痫性发作形式，反复多次发作所引起的慢性神经系统病症称为癫痫。痫性发作是大脑神经元异常放电引起的发作性脑功能异常。发作大多短暂并有自限性，由于异常放电所累及的脑功能区不同，临床可有多种发作表现，包括局灶性或全面性的运动、感觉异常，或是行为认知、自主神经功能障碍。痫性发作通常指一次发作过程。全面性发作和涉及一些较大范围皮质功能障碍的局灶性发作，往往伴有程度不同的意识障碍。

痫性发作虽是癫痫患者的基本临床表现，但类似的临床发作同样可多次地在许多非癫痫疾患，如热性惊厥、颅内感染、颅脑损伤、代谢异常或中毒等急性疾病过程中出现，在这种情况下，它们仅是急性病患中的临床症状，随急性病的好转而消失，由于不具备癫痫患者长期慢性和反复发作基本特征，因而不能诊断为癫痫。

由此可见，痫性发作和癫痫是完全不相同的两个概念，前者是指发作性皮质功能异常所引起的一组临床症状，而后者是指临床呈长期反复痫性发作的疾病过程。不是所有的痫性发作都是癫痫。

★ 痫性发作的病因

◆ 颅内感染
艾滋病
疟疾
脑膜炎
狂犬病
梅毒
破伤风
弓形体病
病毒性脑炎

◆ 高热
中暑
全身感染

◆ 代谢紊乱
甲状旁腺功能低下
血糖或血钠浓度过高
血糖、血钙、血镁或血钠过低
肾衰竭或肝衰竭
苯丙酮尿症

◆ 脑组织破坏
脑肿瘤
脑外伤
颅内出血
脑卒中（中风）

◆ 药物副作用
头孢拉定
氯丙嗪
丙咪嗪
消炎痛
杜冷丁
苯妥英
茶碱

◆ 其他疾病
子痫
高血压脑病
红斑狼疮

◆ 接触有毒有害物质
酒精（大量）
苯丙胺
樟脑
氯喹
可卡因过量
铅
戊四氮
士的宁

◆ 戒断症状
酒精
安眠药
镇静剂

◆ 脑供氧不足
一氧化碳中毒
脑供血不足
溺水
窒息
脑卒中（中风）

★ 癫痫的发作年龄段

从临床发病年龄分析，癫痫可发生于任何年龄，不同的年龄与致病因素有关，一般认为，癫痫主要是少年时代发病，随着年龄增长发病患者数逐年减少，30 岁以前发病者占 66%，50 岁以上发病者不及 15%。癫痫不同发作类型的发病率有年龄依赖性。

婴幼儿时期
患癫痫主要是由于脑部结构性病变所致。产伤、围产期损害、发热、外伤、先天性异常、脑炎等为其常见原因。

2 岁以下
常见病因有产伤、变性、先天性、代谢性、维生素 B_6 缺乏、苯丙酮尿症、尿毒症等。

2~10 岁
常见致病因素有产伤、发热、血栓、外伤、原发性及各种脑部感染。

10~18 岁
常见病因有原发性、外伤、先天性缺陷、感染。

18~35 岁
常见病因有外伤、脑肿瘤、原发性、感染、代谢异常。

35~55 岁
常见病因有脑肿瘤、外伤、脑血管疾病。

55 岁以上
发病原因以脑血管病、脑肿瘤、脑萎缩、外伤为多见。

不同年龄阶段其发作类型也

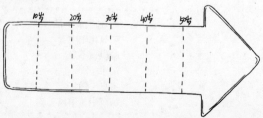

不一样，如婴儿痉挛仅见于婴儿期癫痫。典型失神发作虽然可能是持续终身的原发性全身性癫痫，但超出儿童期和青春期时很少见。

★ 癫痫发作对健康的影响

癫痫是一种慢性病，发作时，特别是大发作看起来令人十分害怕，有时可引起外伤，或长时间发作，反复多次发作引起脑缺氧，造成脑损害，损害智力。

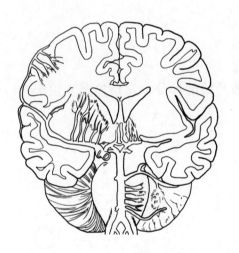

癫痫在长期发作未控制时对健康的危害主要有以下几点：

对脑功能的损害

癫痫每发作 1 次，脑细胞损害 1 次，对人体的危害最重要的是对大脑的损伤、脑细胞缺氧、水肿，导致记忆力下降、性格改变、反应迟钝。长期的癫痫反复发作，会导致患者智力下降，最后逐渐丧失工作能力，甚至生活能力。

意外伤亡

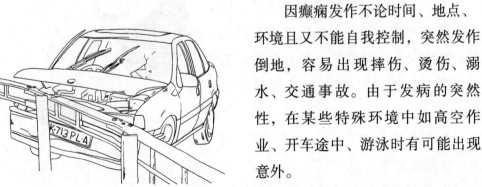
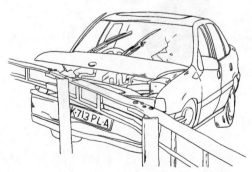

因癫痫发作不论时间、地点、环境且又不能自我控制，突然发作倒地，容易出现摔伤、烫伤、溺水、交通事故。由于发病的突然性，在某些特殊环境中如高空作业、开车途中、游泳时有可能出现意外。

精神创伤

因癫痫经常发作给患者就业、婚姻、家庭生活均带来影响，因而癫痫患者精神活动较压抑，身心健康受到很大影响。

只要坚持长期、正规的治疗，控制发作，就能最大程度地减少以上的这些危害，就能使癫痫患者回归家庭、回归社会。

自查

★ 癫痫发作的先兆

先兆是指发作的最先感觉，它是发作最开始的部分，发作先兆发生于意识丧失之前，记忆仍完整的时候，此时从外表观察不出任何异常情况，患者是清醒的，是有记忆力的，出现癫痫发作症状后，此时意识完全丧失。发作先兆主要是患者的感觉，年幼儿和智力低下者往往表达不出。

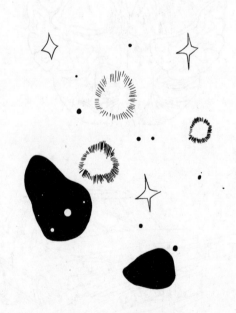

发作先兆发生于意识丧失之前，此时记忆仍完整，外表上观察不出有什么异常的情况。出现癫痫发作症状后，会丧失意识，所以发作先兆就变得十分重要。

◆ 躯体感觉性先兆，包括刺痛、麻木、感觉缺失等。

◆ 视觉先兆，包括看见运动或静止的光点、光圈、火星、黑点、一团单色或彩色的东西等。

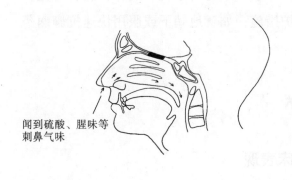

闻到硫酸、腥味等
刺鼻气味

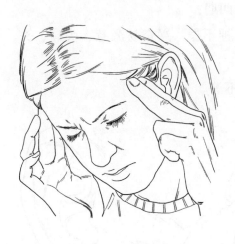

◆ 听觉先兆，包括听见铃声、鸟叫、虫叫、机器声等。

◆ 嗅觉先兆，包括闻到烧焦了的橡胶味、腥味、硫酸等刺鼻难闻的气味。

◆ 味觉先兆，包括口中有苦、酸、咸、甜、腻等不舒适味道。

◆ 情绪先兆，包括焦虑、不安、压抑、惊恐等，恐惧是最常见的一种。

◆ 精神性先兆，包括错觉、幻觉、看见了或感到了实际上不存在的东西和场景等。另外，还有眩晕、上腹部不适、头部不适等。

先兆有极其重要的临床意义。首先它能帮助对癫痫病灶的定侧定位。因为先兆是反映了部分发作的一个皮质功能区的活化放电，因此先兆往往代表发生异常放电的脑区。如能准确说出发作先兆，就给医生判断致痫灶提供了重要依据。

- 颞叶癫痫多有听觉、情绪及上腹不适先兆
- 顶叶癫痫多有躯体感觉先兆
- 枕叶癫痫多有视觉先兆
- 额叶癫痫多无先兆，但有时可迅速波及相邻区域。若传播至中央后回可引起躯体感觉症状；若传播至枕叶可致幻视。

结合临床发作先兆、发作及脑电图进行全面分析则定位更趋完善。凡有

发作先兆出现，都是一个警告信号，一般预示着马上就要发作，患者可充分利用这种现象采取积极的预防和保护措施，如就地躺下或服用快速抗癫痫药物等，以防事故发生。

★ 不同类型癫痫发作症状

痉挛性全身性发作的临床表现

发作时突发意识丧失，全身痉挛性抽搐多持续数分钟。可间隔数周或数月1次。也可1周或1天数次。发作过程分四期：

▲ 前驱期：发作前1~2日内可表现精神不振、兴奋易激惹、头痛、头晕、全身不适。

▲ 先兆期：一般多为数秒到1~2分钟不等。

运动性先兆：手脚或面部出现抽动，头、颈向一侧扭转式痉挛。

感觉性先兆：肢体或躯干某部位麻木感、蚁走感或电击样感觉，偶有疼痛先兆。

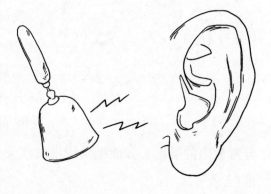

听、视觉先兆：视物模糊，闪光或彩色幻觉，眼前火球飞过感觉，听觉声响、言语、歌曲声等。

内脏性先兆：腹部不适、疼痛或恶心。

精神性先兆：兴奋、愤怒、恐惧。

▲ 痉挛期：患者可尖叫一声，即刻昏倒。双侧瞳孔散大，光反应消失。全身肌肉呈强直性痉挛性抽搐，双上肢多呈内收位，两下肢伸直位。由于喉肌及呼吸肌痉挛而引起呼吸困难或呼吸暂停，全身缺氧，口唇面部青紫。经数秒进入阵挛期，表现为全身肌肉呈节律性抽搐。膀胱肌痉挛引起小便失禁。每次发作约持续数分钟。

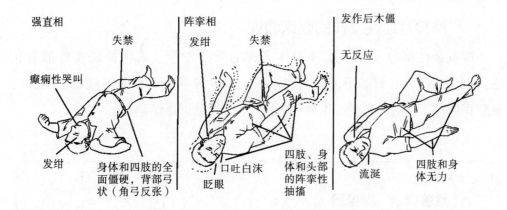

强直相
失禁
发绀
癫痫性哭叫
发绀
身体和四肢的全面僵硬，背部弓状（角弓反张）

阵挛相
发绀　失禁
口吐白沫
眨眼
四肢、身体和头部的阵挛性抽搐

发作后木僵
无反应
流涎
四肢和身体无力

▲痉挛后期：全身肌肉痉挛停止后，呼吸逐渐恢复。约10分钟后患者由昏迷转为清醒，对发作过程无记忆。有时可出现偏瘫或单瘫。

🧠 失神性全身性发作的临床表现

可有多种类型。发作只几秒钟，即惊颤-点头-迎客式痉挛。

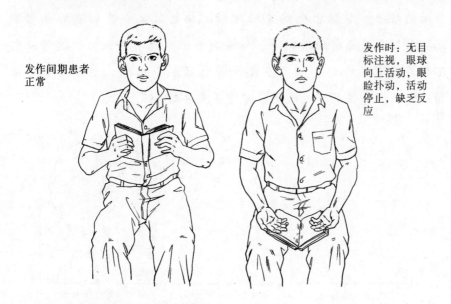

发作间期患者正常

发作时：无目标注视，眼球向上活动，眼睑扑动，活动停止，缺乏反应

🧠 局限性发作的临床表现

有三种类型：Jackson（感觉）性发作、旋转性发作、一侧痉挛性发作。肌肉抽搐多在上肢和下肢，扩散方向从远端到近端。

精神运动性发作的临床表现

即复杂性部分发作，这种发作又称为朦胧发作。其特征是发作前有预感。表现为幻嗅、胃肠不适、头部胀痛、精神异常、不自主活动等。发作时有意识障碍。发作一般在30秒~2分钟，患者意识逐渐清楚。

温馨提示：脑电图

脑组织本身就可以自发地产生生物电的活动。脑电图是头皮上通过电极将已存在于脑细胞的电活动引出来，经放大以后记录在纸上，形成一定图形的曲线。它反映了脑在任何时刻的功能状态。正常情况下，这些生物电活动非常微小（百万分之一伏特），用一般的仪器记录不到。目前所用的脑电图机记录到的波形是放大了一百万倍后的结果。当脑出现病变的时候，脑电图就会有相应的异常变化。特别是在癫痫的情况下，脑电图会出现癫痫样放电，这种放电不但在癫痫发作时会有，在发作间歇期也会出现，对于癫痫的诊断、定位、定性及疗效的观察都有着重要的意义。

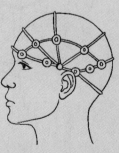

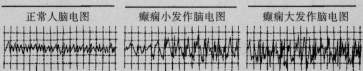

| 正常人脑电图 | 癫痫小发作脑电图 | 癫痫大发作脑电图 |

自防

🕙 优生优育

癫痫患者在择偶时，应避免与有癫痫家族史的人结婚、禁止近亲结婚、禁止均有原发性癫痫病史的男女双方结婚。

🕙 注意孕期保健

孕期中的女性，如果生病要按医嘱进行服药；避免在高辐射环境下工作生活；防止各种病毒细菌感染；定期产前检查。注意以上事项，防止胎儿遗留癫痫隐患。

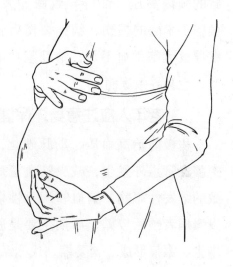

🕙 对于儿童来说

应避免感冒、扁桃体炎、肺炎及惊吓导致的发热，如体温超过正常 3℃ 左右，应及时对症处理，避免发生热性惊厥，因热性惊厥反复发作，可造成脑组织缺氧，产生继发性脑损伤，这是癫痫发生的病理基础。据国内报道，热性惊厥转为癫痫的发生率为 3.8%～20%，所以，如果小儿发热体温超过 38.0℃，家长一定注意及时处理，及时就医。

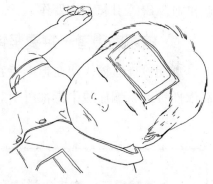

🕙 积极预防和治疗各种颅内感染

各种脑炎、脑膜炎等颅内感染可能会导致大脑皮层炎症和水肿，引起癫痫发作。后遗症期由于脑实质内瘢痕形成和脑膜粘连，也能导致癫痫发作。所以颅内感染应早期诊断，积极治疗，减少后遗症和并发症的发生。

注意人身及交通安全

颅脑外伤导致的外伤性癫痫的发生率为 0.5%~50%。昏迷时间越长，脑实质损伤越重，发生率越高。如急性期颅内血肿压迫，脑实质损伤后水肿导致的颅内高压，都可导致癫痫发作。颅脑手术后的损伤、脑挫裂伤后脑萎缩导致大脑供血不足，脑细胞功能紊乱，也会导致癫痫。

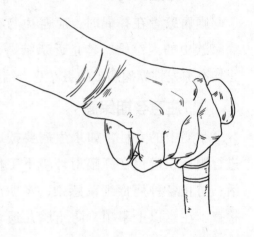

老年人应注意身体保健

积极防治高血压、动脉硬化，避免脑血管意外发生，减少脑血管病导致的继发性癫痫。脑血管病急性期并发癫痫者预后较差，后期主要是胶质增生、瘢痕形成、脑萎缩、代谢紊乱、脑供血障碍等引起癫痫发作。

糖尿病患者一定要坚持长期治疗

定期检查血糖，使血糖维持在正常范围。因为低血糖、高血糖、非酮症高渗性昏迷、酮症酸中毒都可引起癫痫发作。

温馨提示：先天性疾病和遗传病一样吗?

先天性疾病与遗传病是两个不同的概念。

先天性疾病是指个体出生后即表现出来的疾病。如果主要表现为形态结构异常，则称为先天畸形。遗传病是指生殖细胞或受精卵的遗传物质（染色体和基因）发生突变（或畸变）所引起的疾病，通常具有上代往下代传递的特征。

大多数遗传病在患者出生前致病基因就已经表达，但是也有某些疾病是发育到一定年龄之后基因才表达，出现相应的疾病症状，如成年型多囊肾病、脊髓小脑性共济失调，确实是遗传病。

而先天性疾病的致病因素除了遗传之外，还有妊娠期的环境因素等，如风疹病毒感染引起的某些先天性心脏病、药物引起的畸形等。

据估计，在先天性疾病中，已肯定主要为遗传因素引起的仅占10%左右，主要在子宫中或产程中后天获得的也仅约占10%，尚不能分清(包括遗传与环境因素共同作用)的约占80%。

自养

★ 癫痫患者在饮食上需要注意

饮食要有规律性

保证每日三餐定时定量。

饮食多样化

癫痫患者饮食原则上与常人无别。尽可能做到食品多样化，多吃富有营养、易于消化的食物，如面食、瘦肉、鸡蛋、鱼、牛奶等，尤其应多食用豆类、新鲜蔬菜、水果、乳制品，这些含高蛋白质和含磷脂丰富的食品，有助于脑功能的恢复和减少发作次数。少吃一些膏粱肥厚的食品，鹅肉、羊肉更应少吃；对一些刺激性很大的食物，如辣椒、葱、蒜，也以少吃为好，否则不利于疾病的康复。

平时可多吃酸性食物

研究表明，食物对原发性癫痫有一定的影响，碱性食物能诱发癫痫，酸性食物则能抑制癫痫发作（指原发性癫痫）。因此，患者平时宜吃酸性食物，如花生、核桃、猪肉、牛肉、鱼、虾、蛋类等。

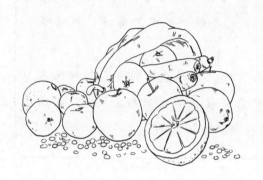
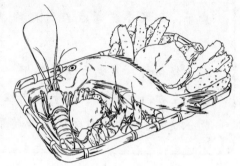

切勿暴饮暴食

要注意饮食有节，克服偏食、异食、暴饮暴食与饥饿不均等习惯，尤其是儿童，饮食过量往往可以诱发癫痫发作。过度饥饿使血糖水平降低，而低血糖往往诱发癫痫发作；而过饱后血糖水平会快速升高，体内胰岛素分泌增加，加速葡萄糖代谢，血糖水平先高后低，波动很大，也会诱发癫痫；暴饮暴食、过度饮水使胃部过度牵张，也容易诱发癫痫发作。当患者腹泻、呕吐、大量失液后，应及时补充水分和电解质以维持水及电解质平衡，避免诱发癫痫。

控制烟、酒及饮料

香烟中的尼古丁对脑、血管的舒缩有明显的影响，同样可诱发癫痫，故癫痫患者不能吸烟。饮酒可使神经系统高度兴奋，并使癫痫灶阈值降低，容易诱发发作。饮料中如茶、咖啡、可乐等或多或少地含有中枢兴奋性物质，使抗发作能力降低诱发癫痫，所以注意刺激性饮料应淡一些，而且要适量。

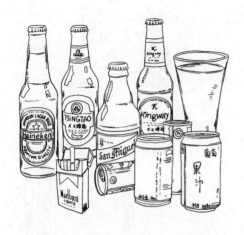

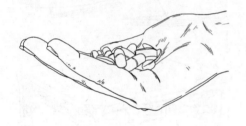

🌀 注意药物的不利因素

抗癫痫药能引起维生素 K、叶酸、维生素 D 和钙、镁等物质的缺乏。维生素 K 和血液凝固有关，缺乏时易引起出血。新鲜蔬菜、豆油和蛋黄中含有大量的维生素 K。维生素 D、钙、镁与骨骼、牙齿的生长有关，钙缺乏易加重发作。所以儿童期应供给充足的维生素 D、钙和镁。鱼类、蛋类、动物肝脏、豆制品、牛奶中含有丰富的钙和维生素 D。叶酸缺乏也与癫痫发作增加有关，动物肾脏、牛肉、绿色蔬菜中均含有叶酸，但烹饪时间不宜过长，以免破坏过多。维生素 B_6 和 γ-氨基丁酸的生成有关。米、麦糠、牛肝、鱼类中含有大量的维生素 B_6。

🌀 要控制水和盐的摄入

癫痫易在体内积蓄水分过多的情况下发病。间脑是人体水液调节中枢，大量的液体食物和盐分进入体内，会加重间脑负担，从而导致癫痫发作。所以，癫痫患者应尽量少饮水和少食盐，包括果汁、可乐、西瓜、咸菜、咸鱼、咸肉等。

★ 癫痫患者在日常生活中需要注意

◆ 要有规律地生活，按时作息，避免过度疲劳和睡眠不足，睡眠剥夺是癫痫发作的主要诱因之一。

◆ 要避免精神压力，要正确处理工作和学习中的压力，不能使之成为精神负担。

◆ 要避免光声刺激，不去舞厅或游戏机房等光线闪烁、声音嘈杂的地方。癫痫患者可以看电视，但是要避免看到闪烁、杂乱的画面，也不能无节制地长时间看电视而影响休息。

癫痫患者可以用电脑进行文字和图像处理、网络应用等基本工作，也可以玩一些游戏，但是要避免玩那些画面闪烁和杂乱的游戏。

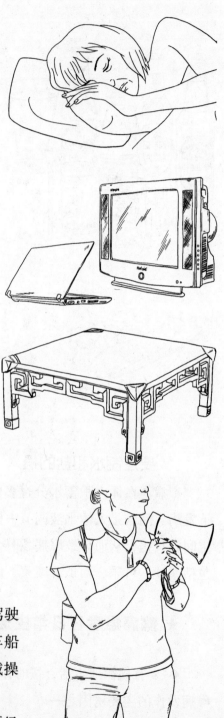

◆ 在外要避免登高、戏水、驾驶等活动，在家要减少家具尖角等环境中的利器，以免在发作时发生意外。

◆ 不要把门反锁，独居患者要保证能随时与亲戚朋友或邻居取得联系，以便及时就医。

◆ 离家外出应带上足够的药物。

★ 癫痫患者在择业时需要注意

◆ 绝不能从事那些需要登高、涉水、驾驶等高危工作，比如飞机驾驶、高空作业、车船驾驶、船员、消防、电工、化工、大型机械操作等。

◆ 尽量避免没有规律和压力太大或需要经

常加班和出差的工作，如导游、程
序员等。

◆ 不适合那些需要精密技术的
工作，如外科医生、护士、婴幼儿
护理、精密仪器操作等。

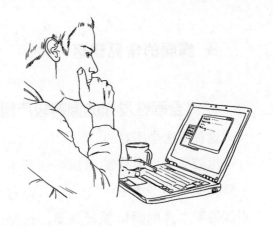

★ 癫痫患者参加体育活动时需要注意

运动对个人健康是有益的，集
体活动也是重要的社交方式。对于癫痫得到有效控制的患者来说，可以参加
大多数体育活动，但是应注意避免竞技压力，而且要量力而行，不可过度疲
劳；对于发作比较频繁的患者来说，可以参加慢跑、有氧操、瑜伽等活动，
患者家属需要加强监护，防止意外。

★ 痫性发作与酒精戒断综合征

酒精中毒可以引起多种类型的痫性发作。近些年人们对于酗酒造成
的身心危害逐渐有所认识。一些长期酗酒

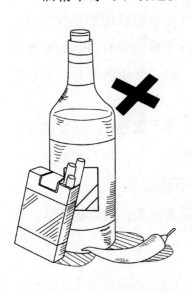

者，往往想要一举摆脱酒精的诱惑。可是骤
然放下酒杯之后，非但无法立即与酒"绝
缘"，反而开始双手颤抖，出现幻听、幻视
甚至神志不清，这就是专业上所说的酒精戒
断综合征。

所以戒酒的科学的做法是：循序渐进，慢
慢减少每天饮酒的次数及总量，这样不仅容易
成功，而且可以避免严重的戒断症状。

★ 癫痫的常见误区

"全面性发作的癫痫较严重，而部分性发作的癫痫较轻"

这种说法是不对的。

尽管部分性发作的癫痫症状看上去要比全面性发作的"轻松"，但这不能说明二者的病情孰轻孰重。这是因为全面性发作和部分性发作仅仅是癫痫的两种类型，并不完全能反映癫痫的严重程度。癫痫的严重程度应该从病因上综合分析。

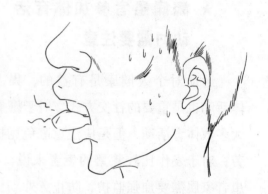

从发作"短时效应"上讲，全面性发作危险性较大，因为它较部分性发作更容易造成意外伤害，如跌伤、撞伤、舌咬伤等。从"长时效应"来讲，也就是从癫痫预后角度来讲，全面性发作并不一定比部分性发作预后差。这还是取决于癫痫的原因。全面性发作的患者如果没有明显的脑部病变，预后较好，甚至可以痊愈。例如，属于全面性发作范畴中的儿童失神癫痫预后就非常好，大多能够自愈。而部分性发作的患者，如有明确的脑部病变的，例如颞叶海马硬化导致的复杂部分性发作、脑炎导致的部分性发作持续状态大多容易转变成为难治性癫痫而预后不良。

所以，不能单凭癫痫发作类型判断癫痫的预后和严重程度，还要结合癫痫的原因即有无脑部器质性病变的基础来综合判断。

"儿童癫痫预后好，成人发生癫痫多不能痊愈"

这种说法是非常武断的。癫痫的预后和很多因素有关，如起病年龄、发作类型、发作频率、原发或继发、病程等。

▲起病年龄：通常，10岁以前发病缓解率高，但1岁以前发病的癫痫患者其缓解率明显低于1~9岁发病者；20岁以后发病者自发缓解率低。

▲发作类型：全身性强直-阵挛发作和失神发作缓解率高。

▲发作频率：发作频率越低预后越好，缓解率越高。

▲原发性或继发性：通常，原发性癫痫的缓解率优于继发性癫痫，良性脑肿瘤引起的继发性癫痫若能及时祛除病因，亦可缓解；癫痫综合征的缓解率因不同病因而不定。

▲病程：病程越短，预后越好。

另外，儿童期起病的某些癫痫类型，如良性枕叶癫痫、良性中央区癫痫、良性婴儿肌阵挛性癫痫等即使不用药物治疗，也可以自行缓解。但是另有一些癫痫在婴幼儿或儿童期起病，如婴儿痉挛综合征等即使药物积极治疗预后也不好。

癫痫用药误区

▲不重视根据癫痫发作类型选用抗癫痫药物：目前国内不太重视发作类型及综合征的判断，这就失去了正确选用抗癫痫药物的基础。有时即使正确判断了发作类型，但有的医生时常习惯于对任何类型的发作都选用一种抗癫痫药物，这不但不能提高疗效，有时还会使发作加重。

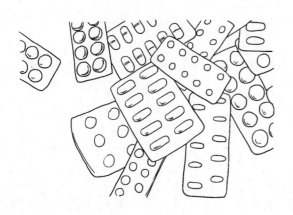

▲不合理的多药治疗：如果一种药物治疗确实无效，就应换用另一种抗癫痫药物单药治疗，仍无效时才考虑多药治疗。多药联合应用最好不超过三种，而且应采用合理的多药联合治疗。

▲频繁换药、不正规服药：这是癫痫治疗非常避讳的。到目

前为止对癫痫还没有治本的药物，
只有长期规律用药才能保持稳态有
效浓度控制发作。

　　▲ 突然停药：这种行为非常危
险，突然停药的后果往往不单单是
导致癫痫复发，还会导致癫痫呈持
续状态，甚至威胁生命。

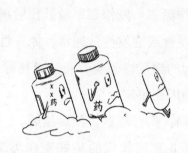
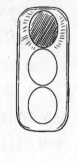

　　总之，癫痫并非不治之症，也
非几天就能治愈的简单病症，要想
做到真正意义上的治愈癫痫，就必
须重视癫痫的正规治疗，正规治疗可使 70%～80%的患者完全控制发作，使
患者提高生活质量走向社会。

帕金森病

帕金森病又称震颤麻痹。是一种运动障碍性疾病，是神经系统的一种缓慢的进行性的变性疾病。一般发病年龄在中年以上，主要病变为黑质和纹状体，病情进展较慢，开始症状不明显，其后以震颤、僵直、运动减少为主的锥体外系综合征。

患病率随年龄增高而直线上升。55岁以上人群患病率大于1%，65岁以上的人群患病率为2%。男性患病率高于女性。绝大多数病例的病因未明，称为帕金森病。

★ 大脑指挥身体运动的方式

我们的运动、感觉、情绪等都是由大脑控制的，而且是交叉控制，即左半侧大脑支配右半侧身体。大脑把生活中通过各个器官搜集到的信息汇聚到大脑一个叫纹状体的区域，纹状体再与脑的其他部位（包括中脑的黑质）共同协作，发出平衡和协调身体运动的指令，这些指令由大脑传至脊髓，经神

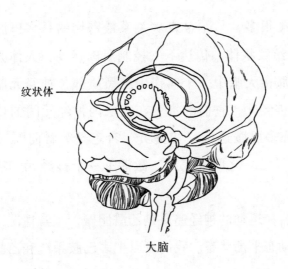

纹状体

大脑

经纤维一路传达到肌肉，身体便能自如运动或静止。

★ 神经递质

神经递质是一个医学名词。举个形象的例子，快递员往返于两地之间运送货物，它的存在才能保证货物由卖家到买家之间的顺利传递。这些快递员就似神经递质，带着的货物就似传递大脑发出的信号指令将一个个独立的神经元联系起来，通过神经元间的间隙传递信息。神经递质如多巴胺、乙酰胆碱等。神经元之间的间隙医学上称为突触。

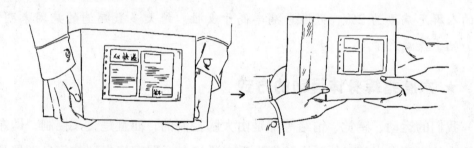

★ 帕金森病的产生过程

神经递质种类很多，与帕金森病关系最密切的是多巴胺，大脑的指令经过它"快递"给纹状体，传达下去控制肌肉运动，人体开始运动或保持平衡静止。多巴胺由大脑中一个叫作中脑黑质部位神经元制造，这些神经元称为多巴胺能神经元，它们的指令在突触内神经元间的传递正如上面提到的"快递"，靠多巴胺这位"快递员"奔走于突触前膜（前神经元）与突触后膜（后神经元）之间来完成，激活下一个神经元，从而不间断地将信号传下去。

另一个调节身体运动的神经递质是乙酰胆碱，正常情况下它与多巴胺互相制衡处于一种动态平衡状态。我们可以把多巴胺系统和乙酰胆碱系统想象

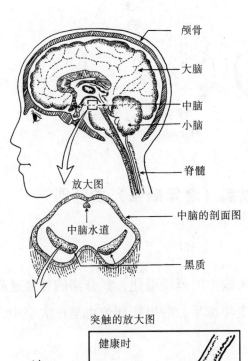

颅骨
大脑
中脑
小脑
脊髓
中脑的剖面图
中脑水道
黑质
放大图

突触的放大图

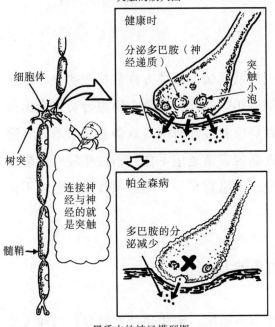

细胞体
树突
髓鞘

连接神经与神经的就是突触

健康时
分泌多巴胺（神经递质）
突触小泡

帕金森病
多巴胺的分泌减少

黑质中的神经模型图

成放在一个跷跷板两端的两桶水，在静止状态下，多巴胺和乙酰胆碱保持平衡，当我们开始运动时，大脑将根据运动的需要，调节这两种神经递质使运动自然流畅。

如果多巴胺在制造或传递过程不顺利，神经细胞变性，引起多巴胺严重减少，于是基底节与其他神经细胞及肌肉的联系也就减少了。那么人的运动能力就会出现障碍，就会得帕金森病。神经细胞变性和多巴胺减少的原因一般都不太清楚。虽然本病在有些家族内出现，但遗传因素似乎不起主要作用。

帕金森病中，黑质变性为主要的病理改变。因为神经递质多巴胺是在黑质中产生，当60%的黑质细胞死亡时，就会产生帕金森病症状。而黑质含黑色素，所以帕金森病患者的黑质会异常苍白。

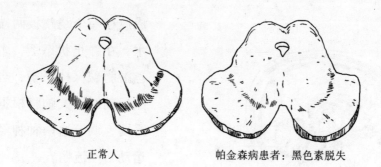

正常人　　　　　　　帕金森病患者：黑色素脱失

★ 帕金森病与阿尔茨海默病（老年痴呆）的区别

🌀 两者病因不同

帕金森病的原因最主要的就是大脑中的黑质退化，其分泌的神经递质多巴胺减少；而导致阿尔茨海默病（老年痴呆）的患病部位也是在大脑中，但却是因为颞叶出现萎缩。

🌀 两者症状的区别

帕金森病患者手脚颤抖、僵硬、行动迟缓等躯体方面症状较明显，记忆力一般是不受影响，但有思维和行动迟缓。另外，帕金森病患者可能会出现抑郁及焦虑等心理症状。阿尔茨海默病患者多数时间喜欢静静地呆着，不愿意动；没有明显的躯体症状；对于近期的事情老记不住，不过年轻时的事情却可能会记得很清楚；性格忽然改变；不愿意在一个地方呆着，但经常不记得路，容易走丢。

★ 易患帕金森病的人群和危险因素

帕金森病是全球性疾病，但其发生有地区、种族和性别差异，白种人发病率最高，黄种人次之，黑种人最低。男性的发病率与患病率均高于女性（男女比例为3：2），其原因目前尚不清楚。年龄老化是帕金森病的主要危险因素，随着年龄增长，黑质多巴胺能神经元呈现退行性变，因此帕金森病主要见于中老年人。其他危险因素包括以下几个。

◆ 环境因素：在农村居民或饮井水的人中更常见，可能与接触农药和除草剂有关。

◆ 雌激素水平降低：绝经妇女或卵巢切除的妇女易患帕金森病，表明雌激素水平降低会增加患帕金森病的危险性。绝经后使用雌激素替代疗法可能降低患病的风险，但其副作用限制了它的使用。

◆ 叶酸水平降低：体内叶酸水平低会增加患帕金森病的危险。服用适量的叶酸可能帮助老年人预防帕金森病或其他神经变性疾病。

> **温馨提示：什么是震颤和肌张力？**
>
> 　　震颤是人体某一个或多个功能区的节律性、不自主的运动，也就是我们俗话说的"颤抖""抖动"，它常是运动神经元异常同步化放电的结果。明显的震颤肉眼就可以发现，小幅度的震颤可能需要通过敏感的记录仪测知。
>
> 　　肌肉静止松弛状态下的紧张度称为肌张力。肌张力的产生与维持是一种复杂的反射活动，它是维持身体各种姿势以及正常运动的基础，肌张力减低或增高都是不正常的。肌张力减低是指肌肉松弛时，被动活动肢体所遇到的阻力减退，常见于周围神经病变以及某些神经—肌肉接头处的病变。肌张力增高是指肌肉松弛时，被动活动肢体所遇到的阻力增高，分为痉挛性和强直性两种。前者是锥体系受损时累及部分肌群（屈肌或伸肌），在被动活动肢体时，阻力在开始时增高，随后迅速减弱，像"折刀"样，故又称"折刀样强直"；后者是锥体外系受损时屈肌和伸肌同时受累，被动活动肢体时遇到的阻力始终是增高的，类似弯曲铅管的感觉，故又称"铅管样强直"。

★ 帕金森综合征

我们通常所说的帕金森病是指原发性或特发性帕金森综合征，即病因尚不清楚的帕金森综合征。随着对帕金森病的不断认识，临床医生习惯性将帕金森病与帕金森综合征分开认识和诊断。

帕金森综合征是指除了具有帕金森病样的临床症状（震颤、强直、运动减少及姿势反射障碍等）外，还同时伴有其他症状和体征或病因明确的疾病。它包括继发性帕金森综合征、遗传变性性帕金森综合征、帕金森叠加综合征（多系统变性）。上述疾病均与帕金森病有类似的临床表现。

其中，继发性帕金森综合征指病因已清楚、又具备帕金森病临床症状的疾病。根据病因可分为以下几类。

◆ 感染：病毒感染、梅毒、艾滋病（AIDS）和其他中枢神经系统感染。

◆ 药物：多巴胺受体阻滞剂、降压药和钙离子阻滞剂。

◆ 毒物：一氧化碳、锰、汞、二硫化碳、甲醇、乙醇。

◆ 血管性：多发性脑梗死。

◆ 外伤：拳击性脑病。

◆ 其他：甲状旁腺功能异常、甲状腺功能减退症、脑瘤、正常颅压脑积水、中脑空洞症等。

自查

★ 帕金森病的早期表现

虽然帕金森病典型的表现是震颤、肌肉僵直、行动迟缓等，但由于帕金森病是一种缓慢进展性疾病，在早期典型症状并不会同时出现，而且某些

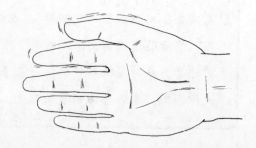

症状即使早期存在，也往往未能引起我们的注意。

通常帕金森病患者以下面两种情况为早期表现

◆ 震颤，往往从一侧上肢的大拇指或示指震颤（抖动）开始，静止状态时出现，可以控制，情绪激动时加重。部分患者是从一侧足趾震颤开始。

◆ 动作迟缓，完成连贯性动作有困难，精细动作受影响，如洗脸、刷牙、剃须、穿脱衣服和鞋袜、系鞋带和扣纽扣等有困难；尤其对以下肢受累起病者，行走时下肢拖曳是重要的早期表现，精神紧张时则会加重；同时交感神经兴奋时来源于大脑的紧

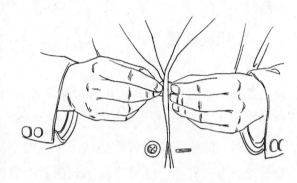

张冲动发放频率增加等因素也会加重包括肢体颤抖等在内的运动性症状。

★ 帕金森病的主要症状

帕金森病主要表现为震颤（抖动）、肌肉僵直、行动迟缓和姿势反射障碍。

震颤（抖动）

约75%患者首先出现震颤。帕金森病典型的震颤为静止性震颤，即患者在安静状态或全身肌肉放松时出现或更明显。震颤常最先出现于一侧上肢远端，典型的表现是拇指和示指间呈"搓丸样"动作，随着病情的发展，震颤逐渐波及整个肢体，从一侧上肢发展至同侧下肢或对侧上、下肢，下颌、口唇、舌头及头部有时也会受累。部分患者是从足趾震颤开始起病。

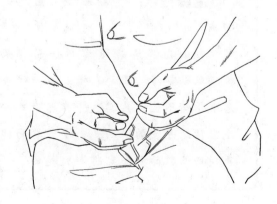

发病早期，静止性震颤呈波动性，患者可以有意识地控制震颤，震

颤可以暂时消失，但数秒后又出现。至疾病后期震颤呈持续存在，精神紧张、情绪激动、焦虑或疲劳时震颤加重，睡眠时消失。

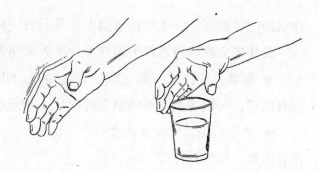

🌀 肌肉僵直

患者感觉关节僵硬以及肌肉发紧。面部肌肉僵直可出现表情呆板，脸上好像戴了个面具一样，因此也称"面具脸"。躯干僵直时，即使是在患者放松状态下，如果从其身后耸动患者肩部，也可明显感到患者的肩部及躯干僵硬。一侧肢体僵直时，可看到患者走路时受累上肢摆动幅度减小以及下肢拖曳。颈肌、躯干、四肢同时受累时，患者出现特殊姿势：头部前倾，躯干俯屈，肘关节屈曲，腕关节伸直，前臂内收，双上肢紧靠躯干，双手置于前方，下肢髋关节及膝关节略为弯曲，走路前冲。

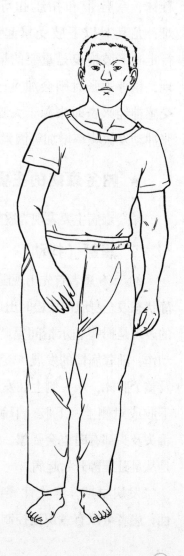

> ✍ 温馨提示："面具脸"是怎么回事？
>
> 　　帕金森病患者通常都会面部呆板、双眼凝滞、毫无表情，似乎代表患者情绪不佳，其实这并非患者本身主观情绪导致的，而是由于负责面部表情的面肌活动受到抑制引起的。

通常人体头部肌肉中有相当一部分分布在面部浅层，我们称之为"面肌"或"表情肌"，主要包括颅顶肌、眼轮匝肌、口周围肌等，它们大多为菲薄的皮肌，起自颅骨的不同部位，止于皮肤，分布在口裂、眼裂和鼻孔周围，在神经的支配下发生舒缩从而牵动皮肤显示出喜怒哀乐等各种表情。而帕金森病患者由于运动缓慢、肌肉僵硬、随意运动减少，常常出现面部表情肌活动的减少，表现为面无表情、双目凝视、瞬目减少，我们形象地称之为"面具脸"。患者发笑或做其他面部表情时反应既迟钝又过度延长，而且肌肉运动幅度也明显减少。有些患者因为是一侧肢体受累，其面部表情障碍则相对应的只出现在与患病肢体同一侧的面部，或者在患病肢体同一侧面部更加严重，而对侧通常不受影响或较轻，呈现一种特殊的"半面具脸"。需要说明的是，其他一些神经系统疾病如脑炎、脑血管疾病、脑萎缩等也可出现同帕金森病患者类似的"面具脸"。

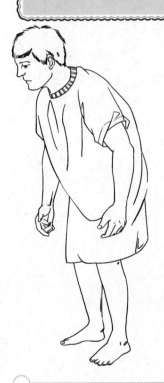

🧠 行动迟缓和姿势反射障碍

行动迟缓是由于肌肉的僵直和姿势反射障碍引起的一系列运动障碍。上肢的精细动作变慢，突出表现在写字歪歪扭扭，越写越小。完成一些连续性

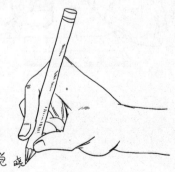

动作时存在困难。行走时下肢拖曳，随着病情发展，步伐逐渐变小变慢，起步困难，不能迈步，而一旦迈步，即以极小的碎步前冲，越走越快，不能及时停步或转身困难，亦称"慌张步态"。

★ 帕金森病的非运动性症状

帕金森病患者除了有上述三种运动功能的症状，还有一类不直接影响运动功能的症状，非运动性症状主要包括

◆ 神经、精神症状

◆ 睡眠紊乱

◆ 自主神经功能紊乱

◆ 胃肠道症状

◆ 感觉症状

◆ 其他症状

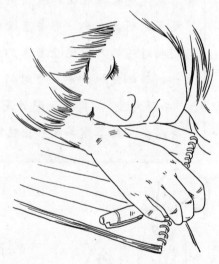

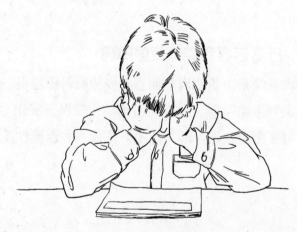

分　类	亚类组成
神经、精神症状	抑郁、焦虑、冷漠、缺乏快感、注意力缺陷、幻觉、错觉、痴呆、强迫行为
睡眠紊乱	不安腿综合征（RLS）、周期性肢体运动（PLM）、快眼动相（REM）及非 REM 行为障碍、白日嗜睡、失眠
自主神经功能紊乱	膀胱功能障碍（尿急、夜尿、尿频）、潮热、多汗、直立性低血压及其引起的跌倒、性功能障碍（性欲过强、阳痿、性激素分泌不足）
胃肠道症状	流涎、味觉减退、吞咽困难、食管反流、恶心、呕吐、便秘、大便失禁
感觉症状	疼痛、感觉异常、嗅觉异常
其他症状	疲劳、复视、视物模糊、油脂面容、体重降低

温馨提示：帕金森病出现非运动性症状的原因

帕金森病非运动性症状的出现和进展，同运动性症状一样，同样具有其特殊的病理生理基础，目前认为除黑质和纹状体结构之外的相关神经核团和结构的直接或间接受损是导致原发性非运动性症状的病理基础，并且这种改变可早于黑质、纹状体的改变，而继发性非运动性症状则通常由抗帕金森病药物的副作用引起，因此非运动性症状既可以在疾病的早期，先于运动性症状出现，也可以贯穿疾病的全程，重叠于运动性症状。

流行病资料显示，几乎绝大多数帕金森病患者都会出现不同类型及程度的非运动性症状，其中尤以认知功能改变、痴呆、幻觉、抑郁和大、小便失禁最常见，并且上述症状对患者生活质量的影响在一定程度上甚至超过了运动性症状中最为棘手的运动障碍。

★ 肢体抖动与帕金森病

在我们的印象里，肢体抖动似乎就是代表了帕金森病。其实某种症状与疾病之间往往不是一一对应的，我们不能武断地认为有肢体抖动就是得了帕金森病或者没有肢体抖动就不是帕金森病。

肢体抖动（震颤）不一定是帕金森病

帕金森病的典型症状是静止性震颤，而有一种病叫"原发性震颤"，即在完成精细动作时，如用筷子夹食物或端杯子喝水等动作时肢体就会出现抖动，这种抖动叫动作性震颤，而在静止时其肢体（以手部最常见）不抖动。还有如甲状腺功能亢进症，也会出现双侧肢体的细微抖动，但它同时伴有多食、多汗、心率快、消瘦、疲乏无力等症状。根据甲状腺功能化验检查以及双侧肢体同时出现抖动这些特征可与帕金森病相鉴别。另外，情绪紧张、焦虑、过度疲劳以及低血糖等情况都可出现一过性双侧肢体抖动。

帕金森病也可能没有肢体抖动的症状

帕金森病的主要临床症状包括震颤、强直、运动减少及晚期出现姿势反射障碍。帕金森病是呈隐袭性缓慢起病、逐渐加重的过程，在病情发展过程中，上述各种症状可以在先后不同时期出现，只有当病情进展到一定程度，通常在发病后4~5年，上述多种症状才逐渐在一个患者身上表现出来。疾病早期以肢体抖动为主要症状的患者，在病程中会逐步出现强直、运动减少及姿势反射障碍等症状。而以动作缓慢及肢体僵硬为早期症状的患者，可能在疾病发展的整个过程中并不出现肢体抖动，而且这种情况也很多见。根据震颤、强直、运动减少三个主要症状中的任何两个症状组合均可诊断帕金森病。因此，对于以肢体僵硬、动作缓慢为主要表现的患者，尽管没有肢体抖动，但经过详细询问病史及检查后，同样可以诊断为帕金森病。

自防

★ 对帕金森病的预防需要注意

◆ 对有帕金森病家族史及有关基因携带者、有毒化学物品接触者，均应视为高危人群，须密切监护随访，定期体检，并加强健康教育，重视自我防护。

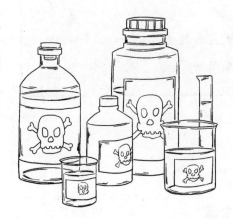

◆ 避免或减少接触对人体神经系统有毒的物质如杀虫剂、锰、一氧化碳等；注意饮水安全。

◆ 老年人慎用吩噻嗪类、利血平类及丁酰苯类药物。

◆ 重视老年病（高血压、高血脂、高血糖、脑动脉硬化等）的防治，增强体质，延缓衰老，防止动脉粥样硬化，

对预防帕金森病均能起到一定的积极作用。

🏷 **温馨提示**：什么是帕金森病 HOEHN & YAHR 病情分级？

HOEHN & YAHR 分级表是一个用来记录帕金森病病情的分级表。此表于1967年发表于美国 Neurology 刊物上，作者为 Melvin Yahr 和 Margaret Hoehn。

原表只有1期到5期。近年来，医学家加入0期、1.5期和2.5期。此表的用途在于评估病患的障碍级别。

帕金森病 HOEHN & YAHR（修正）分级量表

1级：单侧肢体疾病。

1.5级：单侧肢体合并躯干（轴）症状。

2级：双侧肢体症状但无平衡障碍。

2.5级：轻度双侧肢体症状，能从后拉测试中恢复。

3级：轻至中度双侧症状，不能从后拉测试中恢复，姿势不稳，转弯变慢，许多功能受到限制，但能自理。

4级：重度病残，不需要帮助仍能站立和行走。

5级：坐轮椅或卧床，完全依赖别人帮助。

自养

★ 帕金森病患者在饮食上需要注意

帕金森病对三大营养物质糖、蛋白质、脂类以及维生素、矿物质的需求同健康人群有所差异。

糖类

葡萄糖是提供热能的主要物质。糖类摄入太少，必然会相应增加蛋白质的摄入，而高蛋白饮食会严重干扰抗帕金森病药物的吸收。因此，帕金森病患者可选择多食用米、面等主食还有粗粮、杂粮以及一些淀粉类食物如红薯、白薯、山药等。

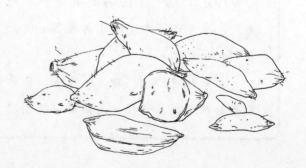

🕐 维生素和矿物质

帕金森病患者比较容易出现 B 族维生素的缺乏，而维生素 B_6 由于可加强外周脱羧酶的作用而降低左旋多巴的疗效，但目前复合制剂如美多巴、息宁已经加带脱羧酶抑制剂，因而维生素 B_6 的服用不再受限。维生素 E、维生素 C 及 β-胡萝卜素等则是天然的抗氧化药物，大量的研究表明长期使用维生素 E 等可降低帕金森病的发病率及提高治疗效果。在矿物质中，每日钙摄入量应在 1000~1500 毫克，同时适量摄入维生素 D，可以减少骨质疏松症的发生。当由于某些原因不能从食物中补充足够的维生素和微量元素时，可适当补充人工合成的复合制剂。

🕐 蛋白质

蛋白质和氨基酸的供给应维持正氮平衡，以补充优质蛋白为主，每日摄入量应控制在 0.8 克/千克体重。可选择蛋、鱼、虾、肉类（如瘦猪肉、牛肉、禽肉）、牛奶等优质蛋白。如前所述，高蛋白是不利于抗帕金森病药物吸收的，因此高蛋白食物的食用时间一般主张放在晚餐。

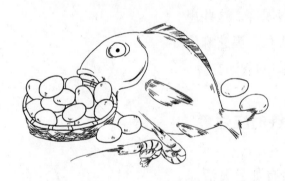

🕐 脂类

脂类应以不饱和脂肪酸为主，胆固醇摄入量应低于每日 300 毫克，但不需过分限食。植物油中含有丰富的不饱和脂肪酸，但摄入过多的植物油而同时没有摄入足够的抗氧化剂，可诱发脂质过氧化而造成组织细胞损害，可能会加快帕金森病的发展。每天适宜的烹调油用量为 20~25 克。可根据情况选择茶籽油、花生油、豆油、橄榄油、葵花籽油等。

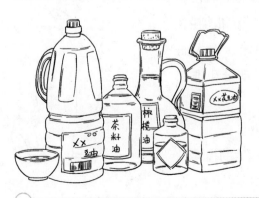

蔬菜和水果

新鲜的蔬菜和水果中含有丰富的维生素和微量元素以及促进肠道蠕动的纤维素和果胶。帕金森病患者每天纤维素的推荐摄入量为30~35克。一些特殊蔬菜如蚕豆等可经常食用。蚕豆等荚果类植物中含有大量天然的左旋多巴。研究发现，在帕金森病患者的饮食中加入蚕豆，可使患者血浆中左旋多巴的浓度增高，改善开-关现象，减轻异动症的症状，但需要注意的

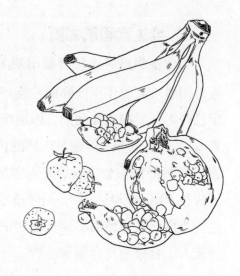

是，一些帕金森病患者可能同时也是蚕豆病的潜在患者，即体内红细胞中的葡萄糖-6-磷酸脱氢酶存在遗传缺陷，在食用蚕豆后会发生急性溶血性贫血，出现畏寒、发热、黄疸、贫血、血红蛋白尿等，这些患者则应避免进食蚕豆。另外瓜子、杏仁、黑芝麻等富含酪氨酸，可能会促进多巴胺合成，对代谢有益。

★ 帕金森病患者在康复训练时应注意

◆ 在患者觉得最放松，活动最自如、灵活即药效高峰时锻炼。

◆ 锻炼时衣服要宽松、舒适，鞋子坚固、轻便。

◆ 运动和休息相结合，不至于过度疲劳和消耗。

◆ 康复内容根据患者具体情况而定，因人而异，并及时调整，循序渐进，避免在运动量和难度上出现跳跃。

◆ 始终注意调整和保持均匀的呼吸。

◆ 持之以恒，尽量独立完成并听从医生的指导。

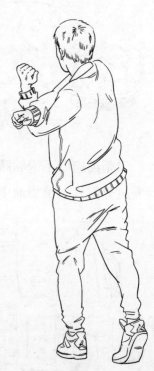

温馨提示：帕金森病患者的康复治疗内容

帕金森病是一种进行性的神经系统疾病，虽然有较理想的治疗手段，但仍可导致患者功能障碍进行性加重、独立生活能力下降。康复治疗可改善和维持患者功能，使患者获得运动和功能上的独立；改善患者的言语和吞咽功能；改善患者及看护者的心理状态和生活质量。像其他疾病一样，帕金森病的康复也是由理学治疗、作业治疗、言语治疗、心理治疗共同组成，而且可根据病程及 HOEHN & YAHR 病情分级不同阶段，调整康复的内容和深度。

不同阶段帕金森病患者所采取的康复锻炼内容和方式

HOEHN & YAHR 分级	康复方法
1级	康复相关内容的咨询指导
2级	预防性训练项目 神经-运动疗法 适当的器械训练
3级	预防性训练项目 神经-运动疗法 适当的器械训练 作业疗法 日常生活能力训练——辅助用具、矫形器
4级	助行器 呼吸训练 日常生活能力训练——辅助用具
5级	日常生活能力训练——辅助用具 生活护理

康复治疗主要是为了抑制异常运动模式，学习正常运动模式，并要对正常模式进行大量重复。训练中应注意：

◆ 充分利用患者视听反馈来帮助运动。

◆ 避免劳累。

◆ 避免抗阻运动。抗阻运动可引起肌紧张，加重患者症状。

★ 帕金森病患者自我进行简单康复训练内容

HOEHN & YAHR 病情分级 2 级以上的患者则应在康复医师及治疗师的指导下进行康复训练。对于轻症的帕金森病患者可自行进行一些简单的康复锻炼。锻炼地点应安静、光线柔和。帕金森病患者可根据自身情况进行下列训练：

放松和呼吸锻炼

闭目仰卧，腹式呼吸，呼吸深慢，并放松全身肌肉。反复练习 5~15 分钟。或取坐位，全身放松，将两手放于胸前做深呼吸。

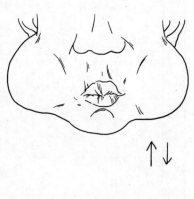

面部动作锻炼

帕金森病患者由于面部肌肉僵硬导致面部表情呆板，形成特殊面容——"面具脸"，因此做一些面部动作的锻炼是必要的。

▲ 皱眉动作：尽量皱眉，然后用力展眉，反复数次。

▲ 用力睁闭眼，反复数次。

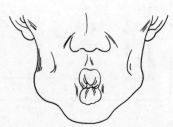

▲ 鼓腮锻炼：首先用力将腮鼓起，随之尽量将两腮吸入。

▲ 露齿和吹哨动作：尽量将牙齿露出，继之做吹口哨的动作。

▲ 对着镜子，让面部表现出微笑、大笑、露齿而笑、噘嘴、吹口哨、鼓腮等表情或动作。

头颈部的锻炼

▲ 上下运动：头向后仰，双眼注视天花板约5秒钟，然后头向下，下颌尽量触及胸部。

▲ 前后运动：下颌前伸保持5秒钟，然后内收5秒钟。

▲ 转动：头面部向左转并向右后看大约5秒钟，然后同样的动作向右转。

▲ 左右摆动：头部缓慢地向左右肩部侧靠，尽量用耳朵去触到肩膀。

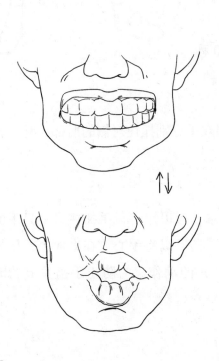

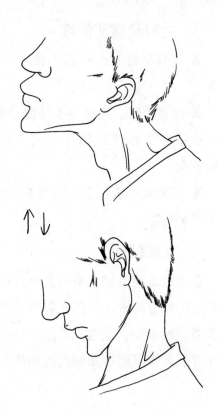

躯干的锻炼

▲ 侧弯运动：双脚分开与肩同宽，双膝微曲，右上肢向上伸直，掌心向内，躯干向左侧弯，来回数次；然后左侧重复。

▲ 转体运动：双脚分开，略宽于肩，双上肢屈肘平端于胸前，向左转体两次，然后反方向重复。

腰背肌的锻炼

俯卧，腹部伸展，腿与骨盆紧贴地板或床，用手臂上撑维持 10 秒钟，反复数次。俯卧，手臂和双腿同时高举离地维持 10 秒钟，然后放松，反复数次。

上肢及肩部锻炼

▲ 两肩尽量向上耸起，然后尽量使两肩下垂。

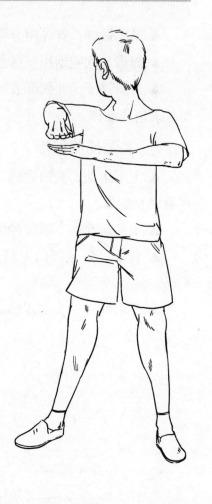

▲ 伸直手臂，高举过头并向后保持 10 秒钟。双手向下在背后扣住，往后拉 5 秒钟。反复多次。

▲ 手臂置于头顶上，肘关节弯曲，用双手分别抓住对侧的肘部，身体轮换向两侧弯曲。

手部锻炼

患者应该经常伸直掌指关节，展平手掌，可以用一只手抓住另一只手的手指向手背方向搬压，防止掌指关节畸形。还可以将手心放在桌面上，尽量使手指接触桌面，反复练习手指分开和合并的动作。为防止手指关节的畸形，可反复练习握拳和伸指的动作。

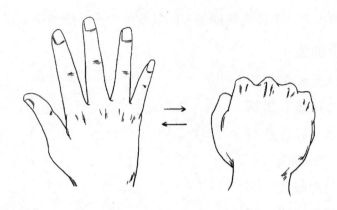

下肢锻炼

双腿稍分开站立，双膝微屈，向下弯腰，双手尽量触地。左手扶墙，右手抓住右脚向后拉维持数秒钟，然后换对侧下肢重复。

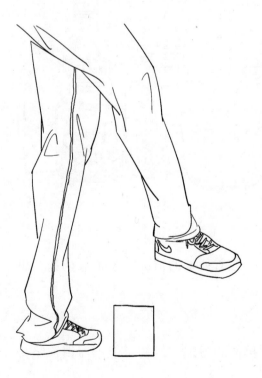

步态锻炼

大多数帕金森病患者都有步态障碍，步态训练方法为：每天有计划地进行原地站立以及高抬腿踏步，站立位、坐位做左右交替踝背屈，向前、向后跨步移动重心等运动练习。在行走时，步幅及宽度控制可通过地板上加设标记，如行走线路标记、转移线路标记或足印标记等，按标记指示行走以得到步态控制，也可在前面设置 5.0~7.5 厘米高的障碍物，让患者行走时跨越。如有小碎步，可穿鞋底摩擦力大的鞋，如橡胶底鞋，使走步不易打滑。前冲步态时，避免穿有跟或斜跟的鞋，平跟鞋可减慢前冲步态。手杖可帮助患者限制前冲步态及维持平衡。

言语训练

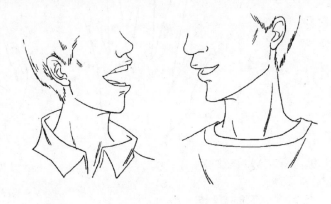

帕金森病患者多有声音嘶哑、发音困难、讲话不清，因此也应进行适当的发音练习，能提高音调、音量及说话的清晰度。寻找僻静处，心情放松，闭目站立，发音尽量拉长，音量尽量放大，反复练习，放声朗读报刊、小说等或多与别人交流。

★ 帕金森病患者如出现便秘则需要注意

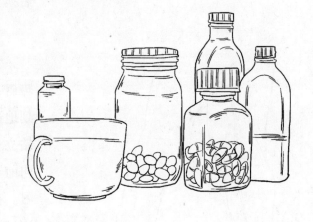

70%~80% 的帕金森病患者都会出现不同程度的肠道运动障碍从而导致便秘，与同年龄、同性别的正常人群相比，帕金森病患者发生便秘的概率更是高出 2~4 倍。帕金森病患者之所以出现便秘，目前认为主要原因仍然是患者自主神经功能的损害以及某些治疗帕金森病的药物（如抗胆碱能药物）引起的。改善便秘的情况除了依靠药物，患者也可从日常生活入手。

生活习惯

改变不良生活习惯，养成每天定时排便的习惯。最初可能不习惯，坚持下来是有好处的。每天排便，缩短了粪便在直肠内的停留时间，也就避免了粪便在直肠内脱水变硬，使排便变得轻松。

饮食结构

要改变饮食结构，每天要吃足够的含纤维素的食物，并喝足够的水。纤维素除了可以帮助预防便秘之外，还可以降低胆固醇，有助于预防许多慢性疾病，并且帮助糖尿病患者控制血糖。水分和纤维素共同作用，可保持大便通畅。为什么纤维素有这么神奇的作用呢？这是因为纤维素不能被消化吸收，它在肠道内就像海绵一样，可以吸收许多水分，然后体积膨胀许多倍，形成体积较大而松软的粪团，可以促进肠蠕动，容易唤起排便反射，使人产生便意，及时排出大便，防止便秘，缓解痔疮和肛裂的症状。另外，纤维素还有抑制胆固醇吸收、降低血清胆固醇的作用。纤维素存在于植物食品中。含纤维素多的食品有蔬菜、水果、豆类食品等，尤其是带有叶子或茎杆的蔬菜，如白菜、菠菜、芹菜等。每天至少要吃20~25克的纤维素，相当于吃500克蔬菜。饮水和吃纤维素一样重要，纤维素如没有水浸泡，仍然是干而且硬的，可能会使便秘更糟。所以，每天应喝4~8杯水，还可以加上果汁、牛奶或者其他饮料。

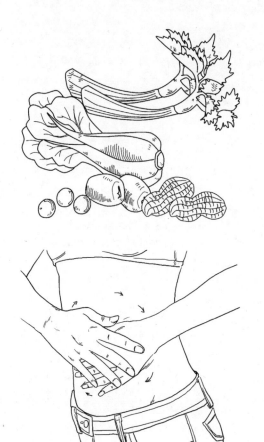

按摩措施

手法按摩也可以帮助减轻便秘。具体方法有两种，第一种是双手自胸腔肋骨下缘从上往下按摩，在向下的过程中用一定的力量下压腹部。反复多次，每天 3 次。第二种是用一只手抓住另一只手的手背，以其掌心放在肚脐上，然后按顺时针方向，由里向外做环行按摩。反复多次，每天 3 次。两种手法可以交替进行。

体育运动

适当的体育运动和户外活动对减轻便秘是有好处的，如散步、打太极拳等。

急性脊髓炎

　　脊髓炎是指各种感染、变态反应所引起的脊髓局灶性炎症，导致运动、感觉和自主神经功能障碍。而由外伤、压迫、血管、放射、代谢、营养和遗传等原因所引起的脊髓病变称为脊髓病。

★ 脊柱的结构

　　脊柱骨由称为椎骨的柱状骨骼构成，椎骨保护脊髓，脊髓是长而脆弱的结构，贯穿于脊柱中央。椎骨之间有椎间盘，它由软骨构成，对脊柱起缓冲作用。在椎骨之间有从脊髓形成的两束神经，称为脊神经，脊神经内含有运动和感觉神经纤维，担负起脊髓和脑同身体其他部

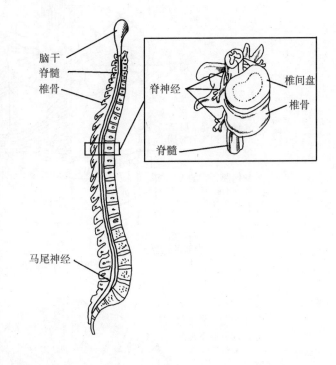

分之间信息传递的作用。虽然脊髓在脊柱下 3/4 处结束，但仍有部分神经继续向下延伸，这束神经称为马尾神经，因为它很像马尾。

★ 脊髓的功能

　　脊髓是一个圆索状结构，与脑一起执行着处理信息和保持身体协调的重要工作。成人的脊髓平均为44厘米长，如果从脊髓的横截面看，我们可以发

现，它由蝴蝶形的灰质和周围的白质两部分组成。脊髓有两大主要功能，它既在脊神经与脑之间收发信息，也控制许多自主反应，即反射反应。当它激发一次反射时，可独立使身体作出反应而不需要大脑的参与。

脊髓由3层叫做脊膜的组织包围，最里面的两层被脑脊液分开。脑脊液起着减震器的作用。在3层包裹之内的是脊髓神经细胞和一个中央管。在每

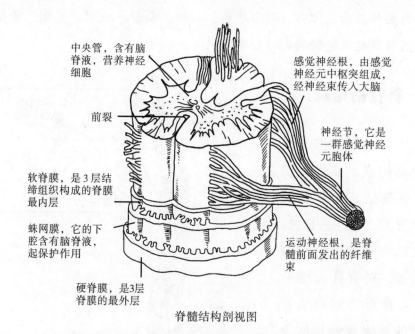

脊髓结构剖视图

中央管，含有脑脊液，营养神经细胞

前裂

软脊膜，是3层结缔组织构成的脊膜最内层

蛛网膜，它的下腔含有脑脊液，起保护作用

硬脊膜，是3层脊膜的最外层

感觉神经根，由感觉神经元中枢突组成，经神经束传入大脑

神经节，它是一群感觉神经元胞体

运动神经根，是脊髓前面发出的纤维束

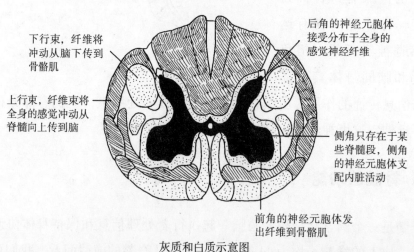

灰质和白质示意图

下行束，纤维将冲动从脑下传到骨骼肌

上行束，纤维束将全身的感觉冲动从脊髓向上传到脑

后角的神经元胞体接受分布于全身的感觉神经纤维

侧角只存在于某些脊髓段，侧角的神经元胞体支配内脏活动

前角的神经元胞体发出纤维到骨骼肌

对相邻椎骨间，有 2 根脊神经从脊髓伸出，各有 2 个根，一个含有感觉神经元，把外面传入的信号传到脊髓；另一个含有运动神经元，传导使身体作出反应的向外信号。

在脊髓中，白质处于外层，灰质处于中央，与在大脑中恰恰相反。其中，白质由有髓神经纤维组成，灰质内含有神经元胞体，位于"四个角"中。后角从全身感觉器官的感觉神经元接受信息，前角包含运动神经元胞体，负责把信号发送给骨骼肌，使它们收缩。此外，许多有髓神经纤维按脑与脊髓之间的走行方向和其传导的冲动性质，如痛觉、温度觉，组成传导束。

★ 脊柱损伤的影响

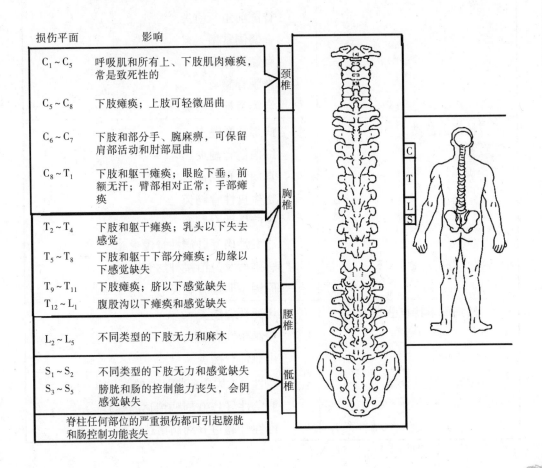

损伤平面	影响	
$C_1 \sim C_5$	呼吸肌和所有上、下肢肌肉瘫痪，常是致死性的	颈椎
$C_5 \sim C_8$	下肢瘫痪；上肢可轻微屈曲	
$C_6 \sim C_7$	下肢和部分手、腕麻痹，可保留肩部活动和肘部屈曲	
$C_8 \sim T_1$	下肢和躯干瘫痪；眼睑下垂，前额无汗；臂部相对正常；手部瘫痪	
$T_2 \sim T_4$	下肢和躯干瘫痪；乳头以下失去感觉	胸椎
$T_5 \sim T_8$	下肢和躯干下部分瘫痪；肋缘以下感觉缺失	
$T_9 \sim T_{11}$	下肢瘫痪；脐以下感觉缺失	
$T_{12} \sim L_1$	腹股沟以下瘫痪和感觉缺失	
$L_2 \sim L_5$	不同类型的下肢无力和麻木	腰椎
$S_1 \sim S_2$	不同类型的下肢无力和感觉缺失	骶椎
$S_3 \sim S_5$	膀胱和肠的控制能力丧失，会阴感觉缺失	
	脊柱任何部位的严重损伤都可引起膀胱和肠控制功能丧失	

　　神经从脊柱通向身体的各个特定部位。一个人某一部位出现无力、瘫痪或其他功能性缺失（神经损害）时，神经科医生就会追溯到相应部位的脊柱损伤。

★ 脊髓炎

　　按照不同的方法，脊髓炎可以分为多种类型。

脊髓炎的分类

按累及部位分类	横贯性脊髓炎
	播散型脊髓炎
	脊髓前角灰质炎
	脊髓侧索型
	脊髓后侧索型
	脊膜脊髓炎
	脊膜脊神经根炎
按病因分类	病毒性脊髓炎
	细菌性脊髓炎
	真菌性脊髓炎
	寄生虫性脊髓炎
	螺旋体性脊髓炎
	原发性肉芽肿病性脊髓炎
	感染后及疫苗接种后脊髓炎
	原因不明性脊髓炎
按病理学特点分类	坏死性脊髓炎
	脱髓鞘性脊髓炎
	出血性脊髓炎
按起病特点分类	急性（1周内病情达高峰）
	亚急性（1~6周病情达高峰）
	慢性（超过6周病情达高峰）

　　其中，临床上最常见的一种脊髓炎为急性脊髓炎，又称急性非特异性脊髓炎，是特指一组病因未明的脊髓节段性炎症性病变，因其病变常为脊髓横贯性损害，故也称急性横贯性脊髓炎。主要表现为急性运动、感觉和自主神经功能损害。部分患者起病后瘫痪和感觉障碍平面在 1~2 天甚至数小时内迅速上升，临床称为上升性脊髓炎，病变最终可上升至高段颈髓，出现颈以下感觉障碍、四肢瘫痪、吞咽困难、发声障碍和呼吸肌麻痹，危及患者生命。急性脊髓炎的年发病率为（1~4）/100 万人，可见于各个年龄层人群，但具有10~19 岁和30~39 岁两个发病高峰。病因明确的脊髓炎如系统性红斑狼疮、抗磷脂综合征、结核、梅毒等脊髓炎性损害为特异性脊髓炎，不属于急性脊髓炎范畴。

自查

★ 急性脊髓炎的症状

　　脊髓炎在病前 1~2 周常有上呼吸道、消化道或泌尿道等感染史，或有疫苗接种史。本病发病急，在发病后会导致感觉障碍、自主神经障碍和运动障碍，主要症状有以下几点。

感觉障碍

　　患者的下肢和躯干会有麻木和刺痛感，严重患者的各种感觉会完全消失，无法感知冷暖、疼痛。

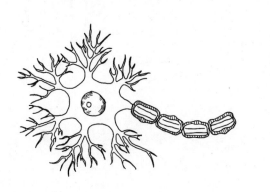
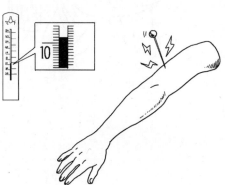

自主神经障碍

脊髓休克期的患者，常有便秘、受损害躯体无汗、少汗、皮肤干燥、苍白、发凉、尿失禁等表现，经过休克期的患者在出现一段时间的尿失禁后，若病情好转，可逐步恢复随意排尿功能，皮肤出汗及皮肤温度均可改善。

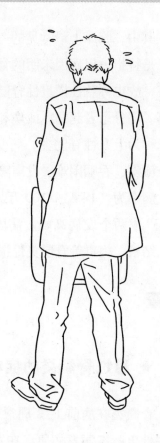

运动障碍

以脊髓受损害后引起的截瘫最常见，在经过数周、数月治疗恢复之后，患者常有一些后遗症。

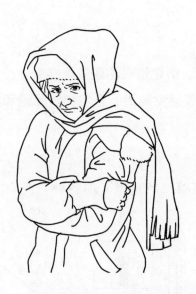

温馨提示：小儿麻痹

　　小儿麻痹症也叫脊髓灰质炎，是由脊髓灰质炎病毒造成的，这种病的病毒可通过消化道或呼吸道传播，引起肢体萎缩畸形等后遗症。现在可通过口服糖丸——脊髓灰质炎疫苗来预防。

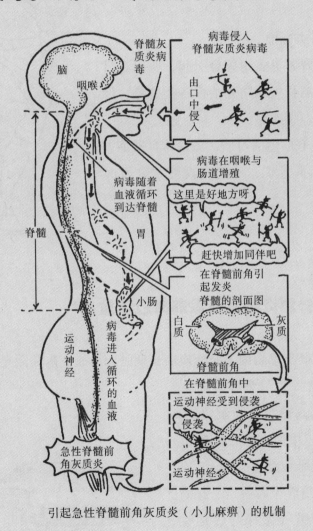

引起急性脊髓前角灰质炎（小儿麻痹）的机制

自防

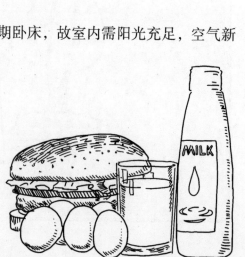

★ 对于急性脊髓炎的预防需要注意

◆ 预防各类感染。

常见急性脊髓炎多由感染引起，所以在日常生活中应注意积极预防并治疗各类感染，如上呼吸道感染、腹泻等。

◆ 养成良好的生活习惯，加强体育锻炼。

◆ 增强疾病意识，一旦发现症状要及时就诊。

自养

★ 急性脊髓炎患者在保养时应注意

◆ 急性脊髓炎患者因下肢瘫痪需长期卧床，故室内需阳光充足，空气新鲜。被褥宜轻松，以气垫褥为宜。

◆ 应摄入高热量、高蛋白、高维生素食物，以增强机体抗病能力。

◆ 采取侧卧位或半坐卧位，定时帮助急性脊髓炎患者翻身、拍背，并鼓励患者咳嗽或做深呼吸运动，借以改善肺泡通气量，预防肺部并发症。

◆ 因病变水平以下自主神经功能障碍可出现皮肤干燥、出汗、肢体水肿、足底皲裂等，故每日需用温水泡洗。有的患者病变以下皮肤变薄，出现水疱，应注意防止破溃感染。下肢因感觉减退或消失，不宜直接放热水袋保暖，以免烫伤。

◆ 多饮水，保持尿液呈酸性，防止泌尿系感染。尿潴留时应定时按摩下腹部以帮助排尿，无效时行无菌导尿。大便失禁者，要保持会阴部清洁。

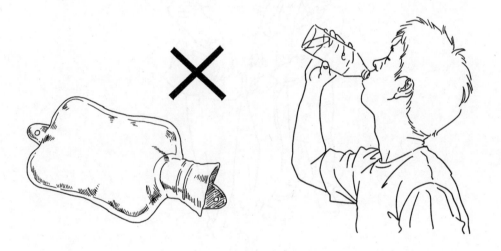

★ 急性脊髓炎患者康复训练需要注意

对病情稳定的患者，进行康复训练也是非常必要的，这样可使后遗症的程度减轻，有利于患者今后的生活。

预防患者肢体畸形是很重要的，应在足部放硬枕或直角木板使足背和小腿成90度，防止足下垂，对瘫痪肢体给予按摩，每天2~3次，每次15分钟，若较轻的患者可自己进行运动，促进肌力恢复，预防肌肉萎缩和关节挛缩。

肢体功能恢复训练不能急，要慢慢来，首先可从卧位逐步改为半卧位和坐位，并逐渐在他人扶持下，自己坐起，端坐时间延长。其次，当患者能独立坐稳后，可以在他人协助下下地站立，开始可扶床、桌等站立，以后扶拐靠墙站立、扶双拐站立至最后能独自站立。最后，在能够独自站稳后，进行行走训练，在他人扶助下，先练习迈步，然后逐渐扶拐走。

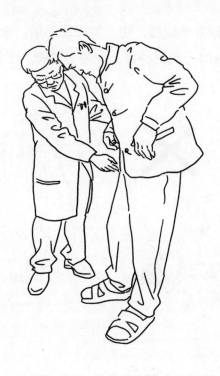

腰椎间盘突出

腰椎间盘突出症是较为常见的疾患之一，主要是因为腰椎间盘各部分（髓核、纤维环及软骨板），尤其是髓核，有不同程度的退行性改变后，在外力因素的作用下，椎间盘的纤维环破裂，髓核组织从破裂之处突出（或脱出）于后方或椎管内，导致相邻脊神经根遭受刺激或压迫，从而产生腰部疼痛，一侧下肢或双下肢麻木、疼痛等一系列临床症状。腰椎间盘突出症以腰4~5、腰5~骶1发病率最高，约占95%。

★ 椎间盘

脊柱的椎体被软骨形成的椎间盘分开，每个椎间盘均有坚韧的外层和柔软的内质。人体运动时椎体相互碰撞，椎间盘起着缓解冲撞作用。如果椎间盘退变，例如在外伤或老化后，椎间盘的内质可能透过外层而膨出或破裂（椎间盘突出），突出的椎间盘可压迫、刺激，甚至损伤神经根。

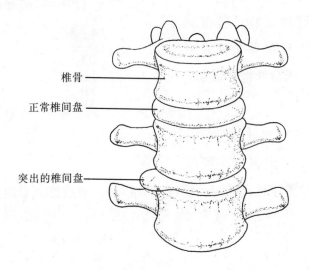

椎骨

正常椎间盘

突出的椎间盘

★ 腰椎间盘突出产生的原因

椎间盘的退行性改变

椎间盘缺乏血液供给，修复能力较弱，日常生活中椎间盘受到各方面的挤压、牵拉和扭转作用，易使椎间盘髓核、纤维环、软骨板逐渐老化，导致纤维环易于破裂，而致椎间盘突出。

长期震动

汽车和拖拉机驾驶员在驾驶过程中，长期处于坐位及颠簸状态时，腰椎间盘承受的压力过大，可导致椎间盘退变和突出。同时震动亦影响椎间盘营养，对微血管的影响均可加速椎间盘突出。

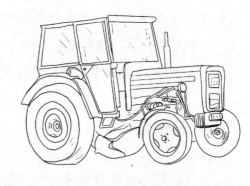

过度负荷

当腰部负荷过重，长期从事弯腰工作，如煤矿工人或建筑工人，需长期弯腰取重物，腰椎间盘负重达到100千帕/平方厘米以上时，即导致椎间盘纤维环破裂。

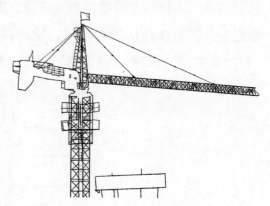

外伤

由于腰椎排列呈生理前凸，椎间盘前厚后薄，当患者在腰部损伤、跌伤、闪腰等时，椎间盘髓核向后移动，而致椎间盘向后突出。

腰穿

早在 1935 年就有发现腰穿后椎间隙变窄及椎间盘突出的报道。

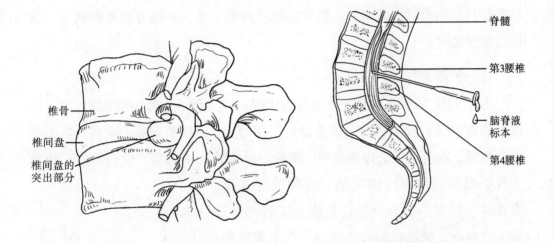

椎骨
椎间盘
椎间盘的
突出部分

脊髓
第3腰椎
脑脊液
标本
第4腰椎

还包括年龄、身高、遗传、妊娠等其他方面的原因

自查

★ 腰椎间盘突出的症状

腰痛

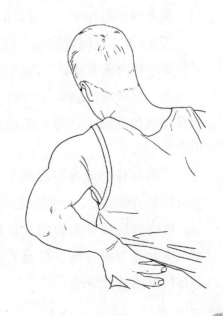

腰痛是腰椎间盘突出症最常见的症状，也是最早期的症状。95%以上患者都有这种症状。腰痛可出现在腿痛前，此类病例占多数，亦可以在腿痛出现同时或之后，腰痛随之减轻，持续性腰背钝痛为多见，此类疼痛的感觉部位较深，定位不准确，是一种局限

性或广泛性疼痛。平卧减轻，站立或过劳后加剧（与腰肌劳损不同）。

　　一部分患者为痉挛性剧痛，难以忍受。类似绞痛样，可持续数天乃至数周（与椎管狭窄不同），此类一般发病较急。一部分患者腰痛出现在明确的腰部外伤后的当时、数天后、数月后乃至若干年后，一部分患者腰痛可不明原因突然发生。

🌀 坐骨神经痛

　　由于95%的腰椎间盘突出症发生于腰4~5、腰5~骶1椎间隙，故下肢放射痛占80%，其中后型（椎管型）可占95%。下肢放射痛分刺痛和电击样剧痛两种，前者多见。疼痛多为一侧性，极少数（中央型、中央旁型）表现为双下肢痛，疼痛可因咳嗽、打喷嚏而加重。坐骨神经痛多为逐渐发生，且多起于臀部，逐渐下行放射。少数病例可出现由下向上放射痛。但放射部位则是根据腰椎间盘突出的部位而定：

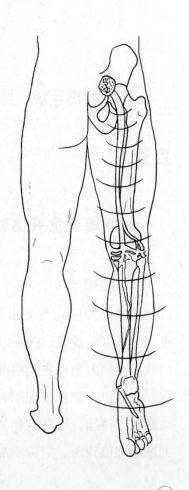

　　腰5~骶1椎间盘突出，放射痛经大腿后腘窝到小腿后侧方、踝部及小趾。

　　腰4~腰5椎间盘突出，放射痛经大腿外后侧、腘窝到小腿外方、足背及拇趾。

　　腰3~腰4椎间盘突出，放射痛经大腿前方下行至小腿内前方及足背内前方。

　　上一节腰椎间盘突出可有下一节以下腰椎间盘突出的症状。这与突出的位置偏外或稍居中有关。

　　一侧坐骨神经痛可以转换到对侧。腰、腿痛可以是持续性的，也可以是间歇性的。

　　疼痛的性质常为麻痛、针刺样痛或烧灼样痛，重者似刀割样痛，严重者，患者常采取各种体位试图减轻痛苦。

腹股沟区痛

高位腰椎间盘突出症时，突出的椎间盘可压迫腰1、腰2、腰3神经根，导致其支配区域的腹股沟区痛。此外，低位椎间盘突出症亦可引起腹股沟或会阴区痛。这种疼痛多为牵涉痛。

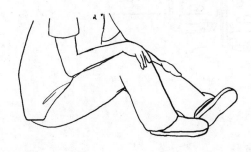

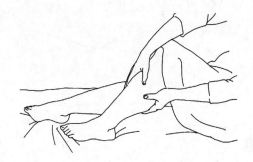

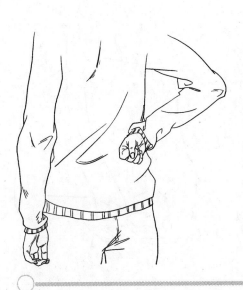

间歇性跛行

患者步行距离的增加会导致下肢疼痛、麻木或无力，停步休息或弯腰、下蹲时，症状减轻或缓解。步行的距离为数十米或数百米后出现椎间盘突出继发腰椎管狭窄，对伴有先天性发育性椎管狭窄（矢径小者）的患者来说，脱出的髓核更加重了椎管狭窄程度，以致诱发本症状。

肌肉瘫痪或肌力减弱

肌肉瘫痪出现于神经根受压迫严重时；肌力减弱较为多见，皆与神经分布区域相关。

麻木

部分腰椎间盘突出症患者无下肢疼痛而仅仅出现肢体麻木，麻木区域仍按神经受累区分布。

马尾综合征

主要见于中央型及中央旁型腰椎间盘突出症，临床少见。有巨大突出时可压迫附近平面以下的马尾神经，出现双侧严重坐骨神经痛，会阴麻木，排便排尿不利，女性患者可有假性尿失禁，男性患者出现阳痿。

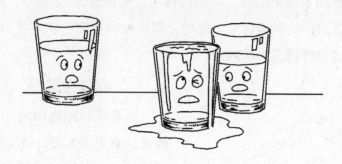

🌀 其他

亦有报道腰椎间盘突出症患者出现患肢尾骨痛、发凉，小腿水肿、足下垂等。

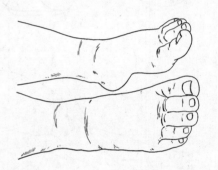

自防

★ 预防腰椎间盘突出需要注意

🌀 加强腰背肌的锻炼

强有力的腰背肌可以稳定脊柱、减轻腰椎的负荷、增加局部的血液循环、减慢腰椎间盘退变的过程，防止腰部的软组织损伤和腰肌劳损。

🌀 保持腰部的正确姿势，避免过度弯腰的活动

脊柱韧带具有维持脊柱的静力平衡以及负重功能。姿势正确时，不容易疲劳，

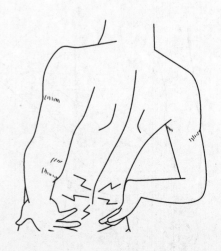

也不容易劳损。在立位和坐位时，腰部避免过度前凸或后凸。最好坐硬椅，椅子不能过高或过低，过高易使双足离地，大腿后部肌肉受压，影响骨盆的

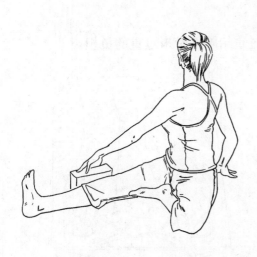

放松；过低时，增大髋关节的屈曲度，使骨盆向前倾斜，这些都容易引起腰肌劳损。不要长时间保持一个姿势，工作一段时间后稍作运动，或按摩一下腰腿部，或做一会儿体操，并保持正确姿势，以缓解腰部肌肉的紧张。抬担重物时，要注意身体的平衡和动作的协调，不要勉强做一些力不从心的工作。尤其有腰部劳损的人更应注意。弯腰取重物时，最好先将膝关节屈曲，然后蹲下，避免腰部过度弯曲，

减轻腰椎负荷，减少椎间盘突出的可能。伸直身体时，不可猛力伸腰，要尽力伸髋、伸膝，避免腰部承受过大的力量，造成损伤。

🕐 睡硬板床，保持充足睡眠

睡软硬适度的硬板床，能使脊柱保持正常的生理弧度。而过软的床垫，如一些弹性较差的弹簧床，因局部受力塌陷而使脊柱处于不正常状态，长时间处于这种状态，将造成脊柱受力的不平衡和周围肌肉的痉挛。另外要

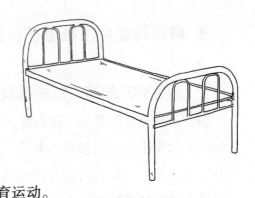

保持充足的睡眠，避免过度、剧烈的体育运动。

🕐 做好防寒保暖

避免寒冷、潮湿的居住及工作环境，秋冬季节的气温变化比较频繁，要提前做好防寒保暖的准备。此外，秋冬季节做好保暖还可以预防感冒，冬季

感冒时会出现咳嗽、打喷嚏等症状。打喷嚏、咳嗽时，腹压增加容易加大腰椎间盘内的压力、拉伤背部肌肉，进而发生腰椎间盘突出症。

注意减肥

科学饮食，控制体重，不要因身体过重给腰部带来过重的负担。

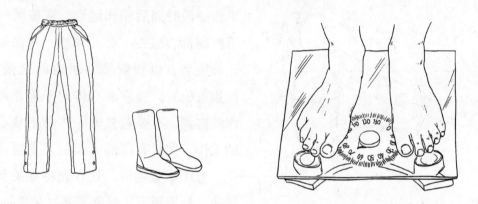

自养

★ 腰椎间盘突出患者在日常生活中要注意

避免穿高跟鞋、低腰裤及久坐沙发

椎间盘突出患者避免穿高跟鞋，中跟鞋和坡跟鞋的作用也会引起重心前移，容易导致脊柱弯曲加大，这与高跟鞋相比只是程度的问题。患有腰椎间盘突出症的人群首先要注意改变生活方式，不适宜穿带跟的鞋，建议穿鞋跟小于等于5厘米的鞋子。

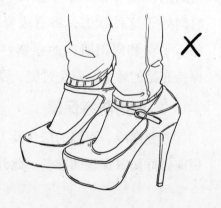

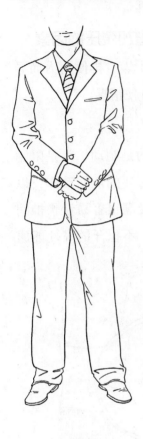

采取正确的坐、立姿维持腰椎生理平衡

正确的站立姿势应该是两眼平视、挺胸、直腰、两腿直立、两足距离约与骨盆宽度相同，这样全身重力均匀地从脊柱、骨盆传向下肢，再由两下肢传至足，做到真正的"脚踏实地"。站立不应太久，应适当进行原地活动，尤其是腰背部活动以解除腰背部肌肉疲劳。正确的坐姿应是上身挺直、收腹、双腿膝盖并拢，如有条件，可在双脚下垫一踏脚或脚蹬，使膝关节略微高出髋部。久坐之后也应活动一下，松弛下肢肌肉。很多患者的腰椎间盘突出症是久坐及不良的坐姿所引起的，因此，正确的坐姿是非常重要的。椅子由于有靠背，可以承担躯体的部分重力，使腰背肌肉处于相对松弛的状态，应注意尽量将腰背部贴紧椅背。

避免长时间维持同一姿势

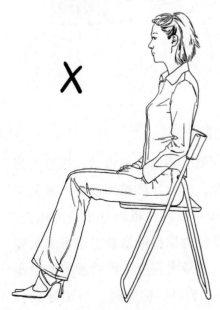

人在完成各种工作时，需要不断更换各种姿势以缓解腰部压力，如长期处于某一姿势不变可导致局部的累积性损伤。特别是长期处于不良姿势更容易诱发本病。工作强度大，工作时不能保持脊柱有效的生理曲度，易造成腰背肌肉长期僵硬、痉挛，腰椎间盘负荷增加。要注意提醒自己改变调整姿势体位，可以在长时间工作时穿插简短的放松运动。

💧 防止便秘，避免猛烈打喷嚏、剧烈咳嗽等增加腹压的因素

尽量少吃肉及脂肪量较高的食物，因其易引起大便干燥，排便用力而导致病情加重。可多摄入蔬菜、水果等粗纤维食物，改善排便情况。

💧 注意腰部保暖，避免受寒

适当佩戴护腰对腰椎间盘突出症患者来说，主要目的是制动，就是限制腰椎的屈曲伸展等运动，特别是协助腰背肌限制一些不必要的前屈动作，以保证损伤的腰椎间盘可以充分休息。另外，腰部受寒、受潮很容易让腰椎间盘症状加重或复发，患者可以选择既制动又保暖、透气、不积汗的高性能康复护腰来保护腰部。

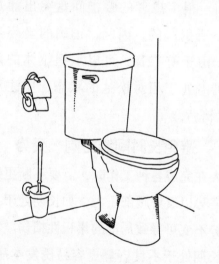 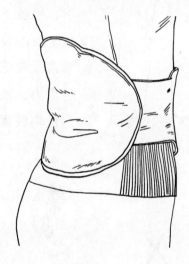

💧 注意卧具和卧位，避免过分柔软的卧具

过软的床铺在人体重量压迫下可形成中间低、四边高的形状，很容易影响腰椎的生理曲线，使椎间盘受力不均。因此，从治疗腰椎间盘突出症的角度出发，日常生活中应多睡硬板床，睡硬板床可以减少椎间盘承受的压力。过去认为选用木板床较为合适，现在则质地较硬的棕垫或席梦思也可满足要求，一般使用时应将被褥铺垫得松软合适，以求最大程度上维持腰椎的平衡状态。人的睡眠姿势大致可分为仰卧、侧卧和俯卧。仰卧时，只要卧具合

适，四肢保持自然伸展，脊柱曲度变化不大。侧卧一般不必过于讲究左侧还是右侧卧位，因为人在睡眠中为了求得较舒适的体位，总要不断翻身。俯卧位时胸部受压，腰椎前凸增大，最容易产生不适感。所以，一般以采取仰卧位和侧卧位为宜。

🕐 加强功能锻炼，但要避免剧烈运动

功能锻炼对腰椎间盘突出患者非常重要，而且是必不可少的，但功能锻炼也须注意不要过量运动，感到疲劳就需要休息，应保持低强度的温和锻炼。根据自己的身体情况制定锻炼计划，应留有余地，切忌挑战自己的极限，不要做高强度的剧烈运动，避免一时兴起而忘乎所以，尤其是身体与他人接触的竞技项目尽量不要参与。一般来说游泳对腰椎间盘突出症患者是较为适宜的运动，在锻炼躯干及四肢肌肉力量和心肺功能的同时可避免过分损耗下肢负重关节。

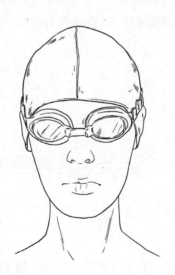

多发性硬化

多发性硬化是一种横纹肌神经肌肉接头点处传导障碍，以中枢神经系统白质脱髓鞘病变为特点，在遗传易感性与环境因素作用下发生的自身免疫性疾病。本病最常累及的部位为脑室周围白质、视神经、脊髓、脑干和小脑，主要临床特点为中枢神经系统白质散在分布的多病灶与病程中呈现的缓解复发，症状和体征为空间多发性和病程的时间多发性。

★ 髓鞘与脱髓鞘疾病

髓鞘是一层脂肪组织，包裹在某些神经元的轴突外，具有绝缘作用并提高神经冲动的传导速度，并有保护轴突的作用。

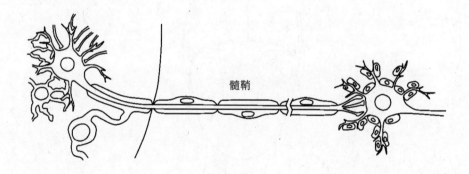

髓鞘

脱髓鞘疾病是一组脑和脊髓以髓鞘破坏或脱髓鞘病变为主要特征的疾病，脱髓鞘是其病理过程中具有特征性的突出表现。虽然临床表现各异，但有类同特征的获得性疾患，其特征性的病理变化是神经纤维的髓鞘脱失而神经细胞相对保持完整。髓鞘的作用是保护神经元并使神经冲动在神经元上得到很快地传递，所以，髓鞘的脱失会使神经冲动的传送受到影响。

★ 多发性硬化的病因

在多发性硬化中，炎症引起髓鞘脱失，使神经传导速度减慢。另外，较重的炎症也可以破坏神经纤维。当越来越多的神经纤维和髓鞘破坏后，患者表现为进行性的神经功能缺失，如视物模糊、说话不流利、走路不稳、写字哆嗦、记忆力下降。炎症过程恢复，病情改善。炎症反复发作，病情又反复出现。炎症的恶化和修复，形成多处散在的斑块，即为多发性硬化。

中枢神经系统散在分布的多数病灶与病程中呈现的缓解复发，症状和体征的空间多发性和病程的时间多发性构成了多发性硬化的主要临床特点。

尽管多发性硬化的病因及发病机制尚未完全明了，但迄今为止的流行病学、免疫学、遗传学、分子生物学等研究提示，多发性硬化可能是遗传易患个体与环境因素作用而发生的中枢神经系统自身免疫性疾病。候选基因和基因组筛选结果显示，多数弱作用基因相互作用决定多发性硬化发病风险，遗传易感性可能是多基因产物相互作用的结果。

★ 多发性硬化的分类

多发性硬化的临床分型

病程分型	临床表现
复发-缓解型	临床最常见，约占85%，疾病早期出现多次复发和缓解，可急性发病或病情恶化，之后可以恢复，两次复发间病情稳定
继发进展型	RR型患者经过一段时间可转为此型，患病25年后80%的RR型患者转为此型，病情进行性加重不再缓解，伴或不伴急性复发
原发进展型	约占10%，起病年龄偏大（40~50岁），发病后轻偏瘫或轻截瘫在相当长时间内缓慢进展，发病后神经功能障碍逐渐进展，出现小脑或脑干症状
良性型	约占10%，病程呈现自发缓解
进展复发型	临床罕见，在原发进展型病程基础上同时伴发急性复发

自查

★ 多发性硬化的症状

多发性硬化的临床特点为空间和时间多发性。空间多发性是指病变部位的多发，可以累及大脑半球、脊髓、脑干、小脑和视神经；时间多发性是指大多数多发性硬化患者在病程中出现多次复发。少数病例也可以表现为起病后或复发多次后病情缓慢、进行性加重，称为原发进展型和继发进展型多发

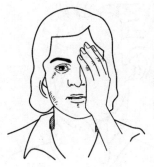

性硬化。另外还有临床少见的病势凶险、短期内可导致瘫痪甚至生命危险的急性暴发型多发性硬化。

◆ 视力异常，由视神经炎引起。可以是首发症状，可以是色彩改变，可以是视野改变。视力异常的早期，活动眼球有痛感。

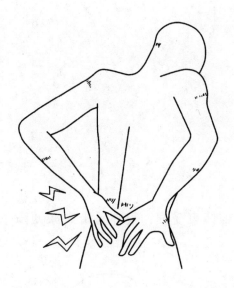

◆ 肌肉痉挛、易疲劳、疼痛较为常见。

◆ 感觉缺失、震颤、说话不清、头晕等。

◆ 肢体麻木、肌力弱或协调障碍，可以是早期症状。

◆ 50% 的患者可有大脑功能的异常。如注意力不集中、记忆力减退、判断能力下降等。

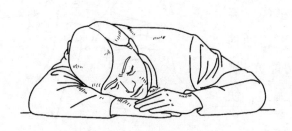

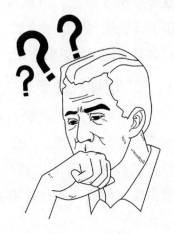

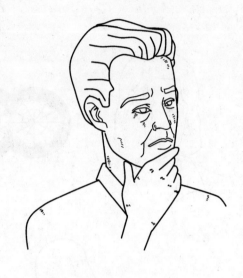

◆ 其他的表现，多表现为抑郁、易怒和脾气暴躁，部分患者出现欣快、兴奋，也可表现为淡漠、嗜睡、强哭强笑、反应迟钝、智能低下、重复语言、猜疑和被害妄想等。

膀胱和直肠功能障碍是多发性硬化患者的主要痛苦之一，包括尿频、尿急、尿潴留、尿失禁、便秘等，常与脊髓功能障碍合并出现。此外，男性多发性硬化患者还可出现原发性或继发性性功能障碍。

★ 多发性硬化的并发症

尿便障碍

在多发性硬化的不同阶段，如果双侧锥体束受损，很容易带来尿便障碍。早期，神经功能突然受损，尿便不能顺利排出，造成尿便潴留。后期，形成神经源性膀胱，出现尿急、尿频、尿溢出、膀胱内残余尿增加。两种情况下，均容易引发尿路感染。

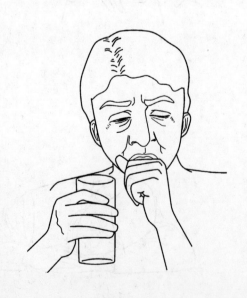

痉挛性瘫痪

痉挛是多发性硬化患者中枢神经系统受损的突出特征，由于失去上运动神经元的控制，下运动神经元功能亢进，肌肉张力增高，往往伴有肌肉无力，使得患者活动受限。咽喉部位肌肉痉挛形成假性球麻痹，出现吞咽困难、饮水呛咳、说话不流利。双上肢痉挛的存在，使得手活动不灵活。双下肢痉挛，患者多有平衡障碍、步态不稳，容易跌倒致伤。

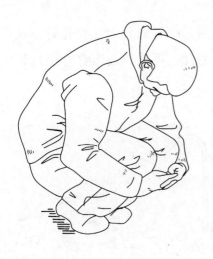

抑郁

因为多发性硬化病理过程可以引起心理问题，疾病的致残性使患者发生运动障碍，限制了自身活动，与社会隔离，逐渐出现神经心理缺陷，发生抑郁。

发作性症状

痛性强直性痉挛，皮肤灼热痛。多被认为是髓鞘脱失致神经间传导短路造成。病灶发生在上颈段脊髓，交感神经中枢受刺激可出现手脚多汗，受破坏时手脚干燥无汗。

压疮

如果发生脊髓横断性损害，患者出现病灶水平以下截瘫，长期卧床，神经功能障碍导致血液循环不良，营养缺乏，皮肤受压后，容易破溃形成压疮，难以愈合。

自防

此症通常发生于25~40岁的人身上。它缓慢地演变，而且可能消失一段时间，又间歇性地复发，复发的症状往往更剧烈。紧张、压力与营养不良等容易引发此病，所以，预防多发性硬化的复发，避免各种诱因，日常积极防止病情的反复尤为重要。

★ 预防多发性硬化需要注意

预防感冒

感冒是多发性硬化患者病情反复的一大诱因，所以遇到天气变化时，及时地加减衣物，避免接触流感人群尤为重要，另外，可选择适当食疗进行预防感冒。

避免劳累

过度的劳累，超负荷的运动对患有多发性硬化患者都是不可取的。

避免高温

避免极高温的热水浴，或过度温暖的环境，以免引发此症。

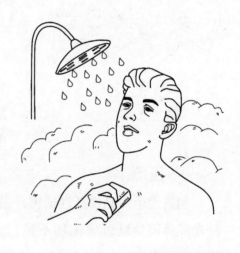

水疗

游泳、伸展和肌肉活动均在许多多发性硬化患者的能力范围之内，可以作一定程度的训练。对有痉挛状态、步态僵直和有脚、趾等伴发症的患者有帮助，在温水中作常规伸展动作，能帮助放松痉挛的肢体。

自养

★ 多发性硬化患者在日常生活中需要注意

注意节约体能。患者每天要有计划表，恰当安排自己的日常生活或工

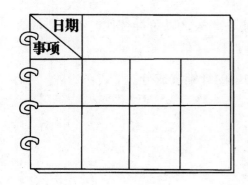

作，包括先后顺序，以便节约体能。有的工作必须当天完成的应先做，能缓做的可以推迟到明天或后天再做。有的事情并不是每天必须做，一天完不成延长时间分开做，什么时候和怎样去做应从不引起疲劳和节能考虑。一个人不能完成或勉强能完成的事情，最好有他人帮助完成，避免体能过度

消耗。比如在准备三餐时，可以提前把所需要的各种配料收集全，放在伸手可及的位置，然后坐位进行，力争做到从原料到成品流水线样一次完成。洗衣和晾晒衣服时，一次不必太多，熨衣服时可坐位完成。

★ 多发性硬化患者在饮食上需要注意

◆ 每日摄入 50 ~ 80 克蛋白质。多吃富含植物蛋白的食物，如豆腐、带皮土豆、蛋清以及谷类、坚果类等食物。

◆ 建议少吃加工食品，特别是动物脂肪的摄入，减少巧克力、甜食和冰激凌的摄入。

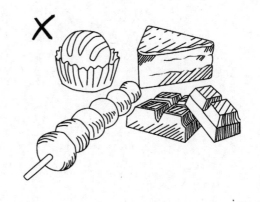

◆ 保持食物的自然性，应减少摄入精加工的食品。

◆ 每天吃 4 ~ 10 茶匙（20 ~ 50 克）的优质食用油，如大豆油、麦胚芽油、亚麻子油，这些油类均可提供每日必需的部分多链不饱和脂肪酸。

◆ 应减少碳水化合物中的糖分摄入，选择摄入一些粗粮。如全麦面粉、全麦面包、糙米、燕麦食物。

◆ 将每周食用动物肉类的次数减少到 2~3 次，以鱼类替代，不吃香肠，因香肠内有大量的脂肪。

◆ 多吃蔬菜、水果和沙拉，提高食物中的纤维素成分。

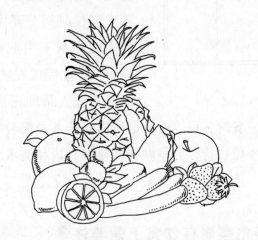

病毒性脑炎

病毒性脑炎是指病毒直接侵犯中枢神经系统引起的脑实质的炎症，导致神经元损害及神经组织病变，临床表现为急性起病、发热、头痛、呕吐、惊厥或意识障碍。当病毒感染累及脑实质和脑膜且症状明显时，病毒性脑炎又称为病毒性脑膜脑炎。多数病毒性脑炎为自限性，预后良好，但一些病毒亚群则导致严重的临床过程和高的死亡率。

★ 中枢神经系统感染性疾病

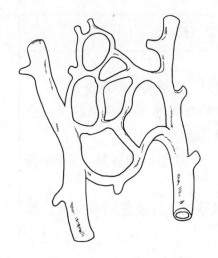

中枢神经系统感染性疾病是一种由病毒、细菌、真菌、寄生虫、朊蛋白等多种感染源所引起的中枢神经系统的常见的多发性疾病，脑实质、被膜、血管等组织均可受累。中枢神经系统感染病因较多，临床表现不一。严重的神经系统感染疾病可致死亡，或留有严重的后遗症，早期积极诊断和治疗对预后帮助很大。

★ 中枢神经系统感染途径

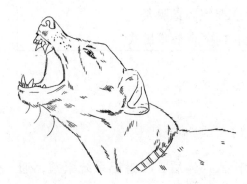

◆ 血行感染（通过血液运输入颅）。

◆ 直接感染（穿透性外伤或邻近组织结构的感染蔓延入颅）。

◆ 逆行感染（通过神经干逆行入颅，多见于病毒感染如单纯疱疹病毒、狂犬病毒等）。

★ 病毒性脑炎的分类

中枢神经系统病毒性感染是指病毒进入中枢神经系统引起相关组织的炎性病变，年发病率为（3.5~7.4）/10万，男性略高于女性，儿童高于成人。目前已发现有100多种致病病毒。病毒造成宿主中枢神经系统感染乃至损伤是一个病毒与宿主相互作用的过程，病毒的致病取决于病毒特性和宿主对病毒的抵抗力和耐受力。发热、头痛、神经受损、脑膜刺激征几乎是神经系统病毒感染的共同临床表现。早期抗病毒、休息、营养支持、对症处理、预防并发症作为病毒性感染的治疗是必要的。特别是阿昔洛韦、更昔洛韦的使用使病毒性感染的死亡率明显降低。

病毒性脑炎分类

种　类	举　例
按病原学分类	
虫媒病毒脑炎	乙型脑炎、西尼罗病毒脑炎、登革热病毒脑炎
肠道病毒脑炎	脊髓灰质炎病毒脑炎，柯萨奇病毒A和B型脑炎，埃可病毒脑炎、肠道病毒71型脑炎
疱疹病毒类脑炎	单纯疱疹病毒脑炎、水痘-带状疱疹病毒脑炎、EB病毒脑炎
其他	风疹病毒脑炎、麻疹病毒脑炎、巨细胞病毒脑炎、流行性腮腺炎病毒脑炎
按病原核酸分类	
DNA病毒脑炎	单纯疱疹病毒脑炎、巨细胞病毒脑炎
RNA病毒脑炎	脊髓灰质炎病毒脑炎、柯萨奇病毒脑炎

其中，引起本病的病毒中肠道病毒最为常见。

★ 病毒性脑炎的发病机制

病毒自呼吸道、消化道或经蚊虫叮咬侵入人体后，在淋巴系统繁殖，通过血液循环感染各种脏器，在脏器中繁殖的大量病毒可进一步扩散至全身，产生病毒血症，在入侵中枢神经系统前即可有发热等全身症状。如果此时机体不能产生足够的抗体，或血脑屏障功能异常，病毒即通过脉络丛或血管内膜侵入中枢神经系统。病毒进入中枢神经系统后，一方面通过大量繁殖直接破坏神经组织，另一方面也可通过激发宿主的免疫反应，选择性破坏髓鞘，造成感染后免疫脱髓鞘。

温馨提示：什么是血脑屏障？

我们经常在电视或者网络上见到这个词——血脑屏障。那么它究竟是什么呢？

血脑屏障是指脑毛细血管壁与神经胶质细胞形成的血浆与脑细胞之间的屏障和由脉络丛形成的血浆和脑脊液之间的屏障，这些屏障能够阻止某些物质（多半是有害的）由血液进入脑组织。

血液中多种溶质从脑毛细血管进入脑组织，有难有易；有些很快通过，有些较慢，有些则完全不能通过，这种有选择性的通透现象使人们设想可能有限制溶质透过的某种结构存在，这种结构可使脑组织少受甚至不受循环血液中有害物质的损害，从而保持脑组织内环境的基本稳定，对维持中枢神经系统正常生理状态具有重要的生物学意义。

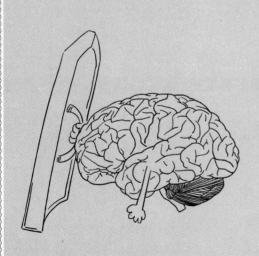

自查

★ 病毒性脑炎的症状

病毒性脑炎的基本特征是急性起病，病程相对较短，一般为数日至2周。预后大多良好。

◆ 主要表现：发热、头痛、呕吐和脑膜刺激征。但婴幼儿出现典型的脑膜刺激征者较少。

◆ 部分病例可表现轻微脑实质受累，出现轻度意识障碍，如嗜睡。

◆ 神经系统以外的伴随症状常可为诊断提供线索。

如腮腺炎病毒脑炎常有腮腺及颌下腺肿痛，肠道病毒感染常有皮疹，EB病毒感染常有肝脾和淋巴结肿大。

★ 病毒性脑炎患儿症状

◆ 典型病毒性脑炎患儿前驱期多有发热、恶心、厌食、呕吐、视物模糊、肌痛等非特异性症状。

◆ 可有偏瘫、锥体束征阳性、共济失调、言语障碍、认知障碍。

◆ 其后迅速出现头痛、畏光、喷射性呕吐、惊厥、颈项强直、嗜睡、神志改变等脑实质受累的表现，重者出现昏迷、惊厥持续状态和神经系统局灶体征。

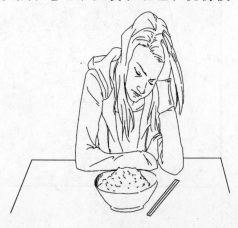

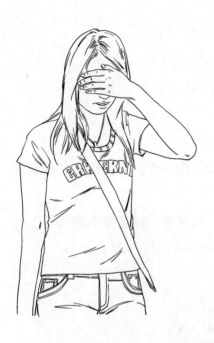

◆ 伴有颅压高的患者可有瞳孔大小异常、呼吸异常等。

◆ 病毒性脑炎急性期通常持续数日至2~3周，但恢复可能较慢，需数周至数月才能恢复至最大限度。重症患儿常遗留神经系统后遗症。

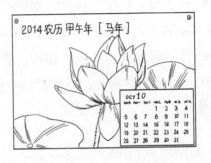

2014农历甲午年［马年］

OCT10

🍃 **温馨提示：什么是"乙脑"？**

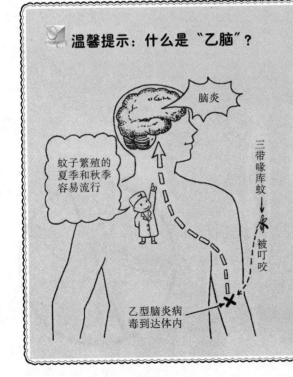

脑炎

蚊子繁殖的夏季和秋季容易流行

三带喙库蚊 → 被叮咬

乙型脑炎病毒到达体内

流行性乙型脑炎简称乙脑，是由乙型脑炎病毒引起的、以脑实质炎症为主要病变的中枢神经系统急性传染病。蚊子是主要传播媒介，因此主要在夏秋季流行，病死率较高。少年儿童是乙脑的主要发病人群，特别是3岁~6岁的儿童最易感染。因此，给儿童接种疫苗，对预防乙脑作用很大。

自防

★ 预防病毒性脑炎需要注意

◆ 孩子出生后按时接种计划免疫，这些预防疫苗能防止因感染某些病毒（如麻疹病毒、乙型脑炎病毒）而造成的脑炎。

◆ 孩子要远离一些野生动物，如猫、狗、松鼠等。因这些小动物身上可能带有不同种类的病毒，一旦被其咬伤，就可能有病毒进入体内。

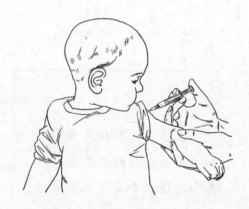 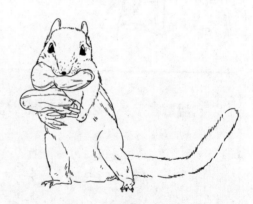

◆ 对于以节足动物为媒介的病毒性脑炎（如蚊媒病毒性脑炎——流行性乙型脑炎）除注射预防疫苗外，还要防蚊虫叮咬，积极采取灭蚊防蚊措施。

◆ 对正在流行的传染病（如腮腺炎病毒脑炎、疱疹性脑炎）而又没有接种疫苗的，要尽可能做好隔离工作。

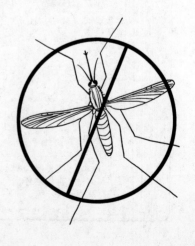

温馨提示：朊蛋白病是怎么回事？

朊蛋白病也是中枢神经系统感染疾病的一种。通常我们所知道的感染多由病毒、细菌、真菌等感染造成，但是朊蛋白是一种特殊的具有传染性质的蛋白质，可引起脑组织海绵状变性。

自养

★ 病毒性脑炎患者在日常生活中需要注意

◆ 要注意个人卫生和环境卫生，避免呼吸道感染和胃肠道疾病。

◆ 应摄入营养丰富、易消化的饮食。

◆ 保持呼吸道通畅，及时清除口、咽、鼻的分泌物。

◆ 加强功能康复训练，对瘫痪及肌肉挛缩者，可采取理疗、针灸、推拿等措施，必要时可外科矫形以改善其运动功能。

◆ 加强皮肤护理。

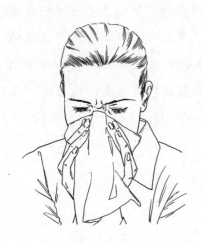
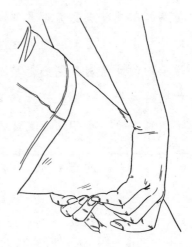

◆ 保证大便通畅。

◆ 保证充足睡眠和休息。

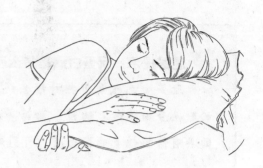

> ### 🖼 温馨提示：破伤风
>
> 　　伤口感染破伤风杆菌，释放出破伤风痉挛毒素（一种神经毒素），引起破伤风。任何部位的破伤风杆菌感染均可引起破伤风，尤以污染伤口和体内进入异物更为危险。
>
> 　　多感染灶的破伤风杆菌释放破伤风痉挛毒素入血流，与神经肌肉接头结合，附着于周围运动神经末端，沿神经逆行至前角细胞，进入邻近的脊髓抑制性中间神经元，通过阻滞抑制性神经递质释放到前角细胞而实施其病理生理作用，造成肌张力增高、肌肉痉挛。
>
> 　　那么什么时候应该打破伤风针呢？破伤风杆菌是厌氧菌，在无氧的条件下或伤口较深并伴有有氧菌感染的情况下易生长繁殖（有氧菌消耗氧气使厌氧菌容易繁殖）。由于破伤风杆菌的生长特性和特殊环境要求，破伤风杆菌在泥土及铁锈中多见，所以临床上，较深的污染的伤口特别是泥土污染的伤口或被铁锈类铁器扎伤时均应考虑打破伤风针，一般来说，只是被非铁锈器物划伤表皮，或者伤口不深、较干净，只要做好适当的清创，可以不打。

三叉神经痛

三叉神经痛是一种周围神经疾病，是指发生于三叉神经分布区的剧烈的疼痛，常呈刀割样、烧灼样或针刺样，反复发作，持续时间短暂，发作间期正常。这是神经科常见的一种神经痛，可能与神经的异常传导或局部压迫有关，其年发病率为（4~5）/10万，本病不危及生命，但对部分患者的生活质量影响巨大。

★ 周围神经疾病

周围神经由除嗅神经、视神经以外的10对脑神经及31对脊神经构成。周围神经疾病是周围神经结构损害或功能障碍所致的疾病。

周围神经病临床表现多样：

◆ 运动症状包括刺激和麻痹症状，刺激症状主要表现为肌束震颤、肌颤搐、肌肉痛性痉挛等，而麻痹症状主要表现为肌无力和萎缩。

◆ 感觉症状主要表现为感觉缺失、感觉异常、感觉过敏、自发疼痛和刺激性疼痛等。

◆ 自主神经损害可出现出汗异常、排便障碍、阳痿等性功能异常、直立性低血压等。

◆ 周围神经病变患者常伴有腱反射减弱或消失。

★ 周围神经病变分类

按照发病部位分类主要可分为

◆ 脑神经病变：如三叉神经痛、特发性面部麻痹（面瘫）。

◆ 脊神经病变：如急性炎性脱髓鞘性多发性神经病。

◆ 血管炎性周围神经病。

★ 三叉神经

三叉神经位于头部，支配头面部的感觉以及咀嚼运动。顾名思义，"三叉神经"也就是说这条神经有三个"叉"。

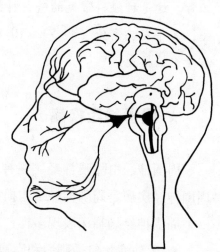

◆ 第一个"叉"叫眼神经，主要负责眼眶、眼球、上眼睑、鼻根部、额顶部皮肤的感觉。

◆ 第二个"叉"叫上颌神经，主要负责上颌的牙齿、齿龈、眼睛与上唇之间的皮肤、口腔与鼻腔黏膜的感觉。

◆ 第三个"叉"叫下颌神经，主要负责下颌的牙齿、舌、耳颞区、下唇下方的皮肤的感觉，另外，与其他两个"叉"不同的是，它还支配咀嚼肌的运动，让人们完成咀嚼动作。

★ 三叉神经痛的分类

◆ 继发性三叉神经痛，它是由颅内、外各种器质性疾病引起的继发性三叉神经损害。常见原因有：

▲ 桥脑小脑角肿瘤，如胆脂瘤（表皮样囊肿）、脑膜瘤、听神经瘤、血管瘤等。

▲ 三叉神经肿瘤，如三叉神经鞘瘤、神经节细胞瘤等。

▲ 颅底部原发性或转移性肿瘤，如脑膜瘤、鼻咽癌等。

▲ 脑蛛网膜炎。

▲ 其他如牙齿、鼻窦等疾病。

◆ 原发性三叉神经痛，是指三叉神经分布区域内短暂发作性剧烈性疼痛，而临床上没有器质性损害可寻的一种疾病。我们常见的三叉神经痛患者多属于这一类。

★ 三叉神经痛的常见诱因

常见的诱发因素包括咀嚼运动、刷牙、洗脸、剃须、说话、打呵欠，面部机械刺激，张嘴、笑、舌头活动、进食、饮水，风、声、光刺激等。

还有些患者在刺激某一部位时可诱发疼痛，就像打枪时扣动扳机一样，医生把这些部位叫做"扳机点"。常见的扳机点部位有上唇、下唇、鼻翼、鼻唇沟、牙龈、颊部、口角、舌、眉、胡须等处。

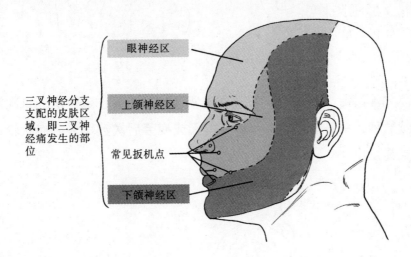

眼神经区

上颌神经区

常见扳机点

下颌神经区

三叉神经分支支配的皮肤区域，即三叉神经痛发生的部位

自查

★ 三叉神经痛的症状

◆ 发病年龄：多为40岁以上的中老年，女性略多于男性。

◆ 发病部位：三叉神经分布区，以第2、3支受累最常见，多单侧发病。

◆ 疼痛性质：常呈烧灼样、刀割样、针刺样或撕裂样疼痛。

◆ 疼痛程度：剧烈。严重者可伴有同侧面肌反射性抽搐，称为痛性抽搐。患者表情痛苦，常以手掌揉搓、按压疼痛部位。发作时还可伴有面红、流泪等。

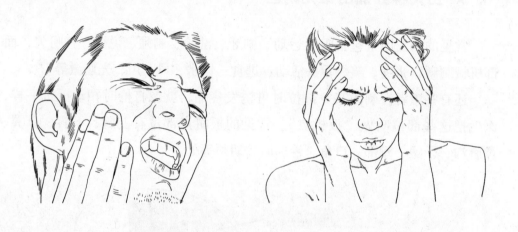

◆ 发作频率、发作持续时间不等，严重者每天发作数十次。每次发作短暂，持续数秒，一般不超过1分钟。白天或疲劳后次数增多，症状较重。一般在冷天易发作。

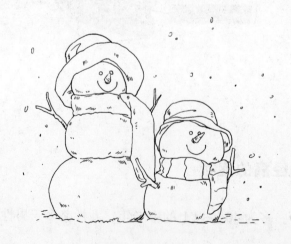

温馨提示：什么是扳机点？

扳机，就是指一个触及手枪控制手枪工作的开关，当我们扣动扳机的时候，子弹就射出去了。这个装置就叫扳机。

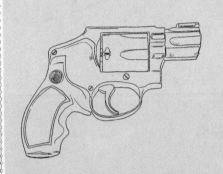

对于三叉神经痛患者来说，在三叉神经受侵犯的分布区域内有一个或多个特别敏感的区域。如果微风、吃饭、漱口、洗脸不小心触及这个敏感的区域可能诱发剧烈的三叉神经痛。这个点就叫扳机点。扳机点多发生在上下唇部、胡须处、上下齿龈、鼻翼、鼻唇沟、颊部、眉毛等处。此区对触觉及运动极为过敏，一触动即可激发剧烈的疼痛发作，且疼痛由此点开始，立即扩散到其他部位。患者惧怕诱发疼痛发作，故设法避免一切诱发因素。

自防

★ 日常生活中预防三叉神经痛需要注意

养成良好的饮食习惯

因为一部分三叉神经痛患者是由维生素 B_1 的缺乏引起的神经炎而导致的。所以长期偏嗜某些食物，如精米白面类，结果使维生素 B_1 缺乏，容易引起三叉神经痛。

忌高糖，特别是白糖，不仅维生素的含量是零，而且糖在代谢中还要维生

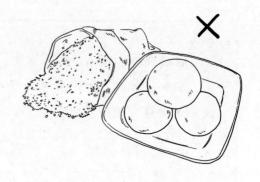

素 B_1 参与。如果在缺乏维生素 B_1 的情况下摄入高糖饮食，会使缺乏情况雪上加霜，所以一定要注意糖的摄入量。

◆ 注意控制情绪，保持乐观心情

◆ 积极配合治疗可以引起继发性三叉神经痛的疾病，如颅内肿瘤、牙齿类疾病等。

温馨提示：三叉神经痛和牙痛的鉴别

及时鉴别牙痛和三叉神经痛对于临床治疗非常重要。大家可以根据以下几种方法简单自鉴：

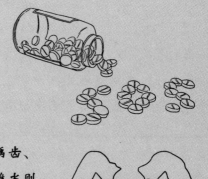

◆ 如果服用普通的止痛药后牙痛不见好转则可排除是牙周等炎症性的疼痛，而是神经疼痛。

◆ 在检查过程中如果没有发现蛹齿、牙周炎等相关炎症，牙齿却依然疼痛难当则有可能是三叉神经痛或者肿瘤所引起。

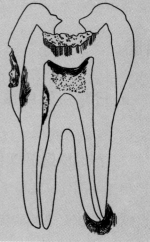

◆ 从疼痛表现来看牙齿炎症、慢性疼痛一般会表现出持续性的疼痛，而典型的三叉神经痛在发作时则是闪电般的剧烈疼痛，通常持续几秒钟，每天发作几次，让人难以忍受。

自养

★ 三叉神经痛患者在饮食上需要注意

◆ 三叉神经痛患者最好以流食为主，每日 5~6 餐，应配制高蛋白高糖液体食品，如牛奶冲藕粉、牛奶冲蛋花等流质，使患者有饱腹感。

◆ 三叉神经痛患者不宜食用洋葱、大蒜、韭菜等刺激性食物。一般市售的食物可分为下列数种：蔬菜、水果、海藻类等植物性食物，以及牛肉、猪肉、鱼类等动物性食物，而且各有其多样的烹调法，但除肉类食物外，以能保持其天然味道者最为理想。

◆ 不可吃、闻刺激性调味品，如姜粉、芥末等，以防因打喷嚏而诱发疼痛。

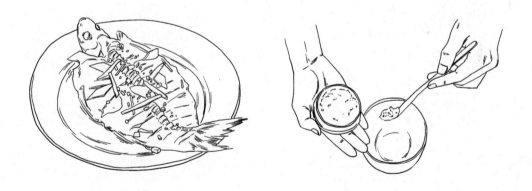

◆ 三叉神经痛患者切不可吃油炸物、硬果类令人咀嚼困难的食物。

◆ 忌酒、酸、辣、浓茶、咖啡、人参补品与过凉、过热、油炸和各种刺激性食物。

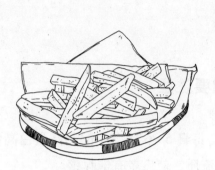
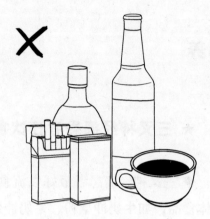

面　瘫

　　面部神经麻痹又称为面神经炎、贝尔麻痹、亨特综合征，俗称"面瘫""歪嘴巴""歪歪嘴""吊线风"，是以面部表情肌群运动功能障碍为主要特征的一种常见病，一般症状是口眼歪斜。它是一种常见病、多发病，不受年龄限制。患者面部往往连最基本的抬眉、闭眼、鼓嘴等动作都无法完成。

自查

★ 面瘫的症状

◆ 突然起病，在面瘫出现前几小时可有耳后疼痛。

◆ 瘫痪局限于一侧面部，程度不等，可在数小时至 1~2 天内达高峰。

◆ 瘫痪侧面部平坦、无表情，伴有麻木、沉重感，而且感觉好像面部被扭曲，但实际上感觉仍然正常。

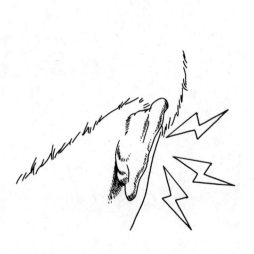
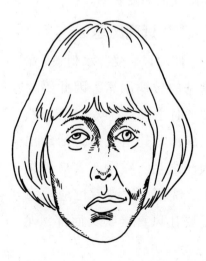

◆ 当面部上份受累时，常出现受累侧闭目困难。

◆ 少见的情况下，面瘫可以影响到涎腺、泪腺分泌、味觉等功能。

自防

★ 预防面瘫需要注意

面瘫的发生常常是由于劳累、紧张或汗出后体虚，身体抵抗力下降，且头面部受风寒所致。因此，在生活中多注意以下几点，一定可以防患于未然。

面部自我按摩

经常按摩面部，如用双侧手指沿下颌向上慢慢推拉或轻柔、用指腹从眉弓向头顶发际处轻轻揉搓、经常做眼保健操等。长期坚持，会促进血液循环及脉络畅通，进而有效维持面肌正常的运动功能，最终会降低面瘫发病率。

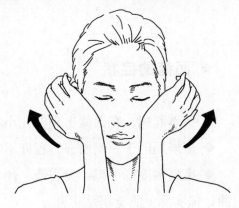

远离风寒

吹冷风、受冷水刺激是最常见的致病因素，因此不要图一时之快，直吹久吹空调、风扇，尤其是在体力活动出大汗之后。在乘车、户外乘凉、洗浴、饮酒后也应注意不要让风直接吹头面部，尤

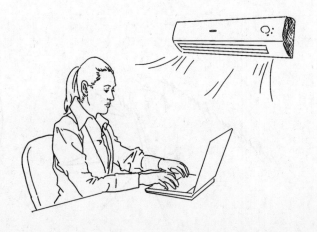

其是年老体弱、病后及患有高血压、关节炎等慢性疾病的人，尤其应多加注意。勿用冷水洗脸，每晚睡前用热水泡脚 10~20 分钟后进行足底按摩。

面部保暖

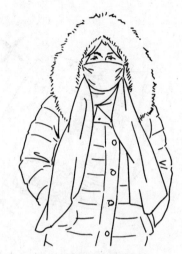

冬季天气寒冷，且风多刺骨，故做好保暖措施至关重要。外出时，应戴好围巾或口罩，避免面部直接受冷风刺激；用温水洗脸，少用或不用凉水；面部发凉时，可用双手揉搓以产生微热感；喝酒、吃肉后，应减少外出。若必须外出时，用围巾将面部遮挡（露出眼睛即可），且不要迎风行走。

饮食调理

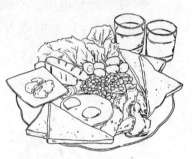

平日里多吃绿叶蔬菜、新鲜水果，并适量摄入瘦肉、牛奶、蛋类及豆制品。每餐要做好荤素搭配，以及时补充各种营养元素，最终达到增强机体免疫力的作用。

其他措施

保持轻松愉快的心情，避免过度紧张；

保证充足的睡眠及足够的休息时间，避免过度劳累；做好全身保暖，以预防感冒等疾病。

自养

★ 面瘫患者在日常生活中需要注意

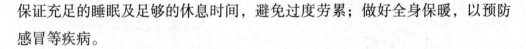

◆ 因为面瘫的治疗需要一定的时间，因此，患者不要情绪急躁，更不要乱投医，迷信，相信所谓"秘方"等伪科学。

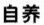

◆ 勿用冷水洗脸，注意头面部保暖，应该注意功能性锻炼，如张大嘴、努嘴、示齿耸鼻、抬眉、双眼紧闭、鼓气。

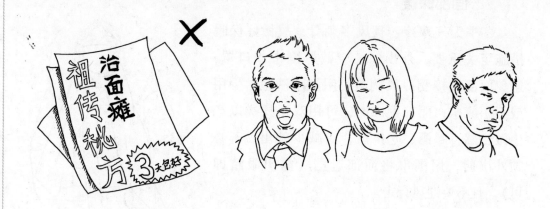

◆ 夏季避免电扇、空调直吹身体，如果患者感到有点凉了就要调整风向或关掉电器，不可贪图凉爽。

◆ 患病期间应该进行适当的活动，同时保持情绪乐观、足够的睡眠时间，加强身体锻炼，常听轻快音乐。

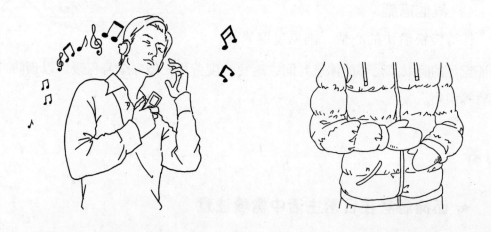

◆ 冬季室内比较温暖，如果面部遭到冷风的侵袭，必然会使血管发生收缩，时间一长自然容易发生面瘫。因此，冬季外出注意面部的保暖。

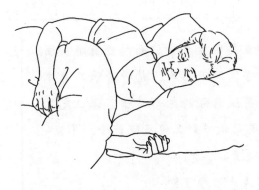

◆ 忌食：油腻、生冷、刺激性食物，热性、不易消化的食物，如羊肉、狗肉、带鱼、辣椒、烟酒等。

◆ 注意休息：面瘫的治疗期间都应该注意休息，保证睡眠充足，少看电视、电脑，避免各种精神刺激和过度疲劳，以利疾病的康复。

🔍 **温馨提示：面瘫治疗过程中的误区**

面瘫从出现症状到治愈，通常有4个病程发展阶段。第1周为面神经麻痹期；第2~3周是病情稳定期；第3~4周是面部神经复苏期；第1个月至第6个月是面神经恢复期。即使发现病情，立即到医院接受正规治疗，也会经历这4个发展阶段。

◆ "病情没有好转，不治了！"或"医院里治不好，我还是搞点偏方试试吧！"

根据面瘫这种疾病的发展阶段，尤其是在第1~2周，症状会有加重的表现。这不是因为治疗的效果不好，而是疾病发展的正常表现。如果不进行治疗，症状可能会更加严重。有的人因为看到病症没有好转，反而加重，就放弃了正规治疗，自行胡乱用药。这是非常错误的。面瘫的治疗需要一个过程，万万不能急于求成。因为调查显

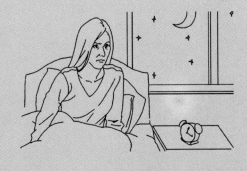

示，心理因素是引发面神经麻痹的重要因素之一。面神经麻痹发生前，有相当一部分患者存在身体疲劳、睡眠不足、精神紧张及身体不适等情况。因此，治疗过程中也要注意保持良好心情、保证充足的睡眠。事实上，如果能够及时发现病情并到正规医院就诊，70%～85%的面瘫患者都能够得到理想的恢复。

◆ "已经恢复差不多了，可以停止治疗了！"

有的人治疗比较及时，症状控制比较好，但是没有完全恢复就停止了治疗。这样也是非常错误的，因为面瘫能否治愈，首先在于治疗是否及时，其次在于治疗是否彻底。

重症肌无力

重症肌无力是一种神经-肌肉接头传递障碍的自身免疫性疾病，临床上表现为骨骼肌极易疲劳，肌无力易波动，经休息和抗胆碱能药物治疗可使肌力显著改善。本病发病率估计为（4～8）/10万，发病的高峰年龄女性在20～30岁，男性在50～60岁或60～70岁。疾病多表现为反复发作，缓解与复发交替，严重者累及呼吸肌有生命危险。

★ 肌肉-脑通路的传递过程

神经间的联系及信息传递是通过突触完成的。一次肌肉运动包括两种复杂的神经通路参与：感觉神经通路和运动神经通路。它包括下面 12 个基本步骤：

1. 皮肤上的感受器将接受到的信息传递。
2. 信号沿感觉神经到脊髓。
3. 感觉神经与脊髓内神经元经突触相连。
4. 感觉神经交叉到脊髓的对侧。
5. 这个信号在脊髓内向上传递。
6. 在丘脑脊髓所携带的信号经突触联系传递给感觉中枢的神经纤维。
7. 感觉中枢接受信号并能触发皮质运动中枢产生运动信号。
8. 携带运动信号的神经纤维在脑干交叉到对侧。
9. 信号向下至脊髓。
10. 在脊髓内经突触联系再将信号传递给运动神经。
11. 信号沿运动神经传导。
12. 信号到达运动终板，在此处刺激肌肉运动。

骨骼肌接受神经支配，从脊髓前角运动神经元到肌肉的每个环节出现异常，都可以引起肌肉病变。

★ 重症肌无力的发病机制

神经在神经-肌肉接头处与肌肉发生联系。当神经在神经-肌肉接头处刺激肌肉时，肌肉发生收缩，产生动作。重症肌无力是一种神经-肌肉接头功能异常导致的肌肉无力，它是一种自身免疫性疾病。

在重症肌无力中，免疫系统产生许多抗体，这些抗体作用于位于神经-肌肉接头肌肉侧的受体。这些特殊的受损坏的受体就是接受通过乙酰胆碱传导神经信号的受体。乙

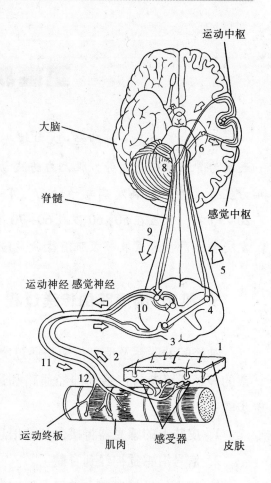

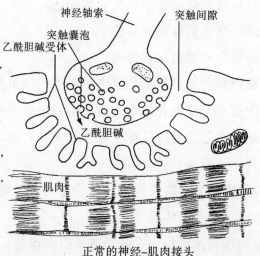

神经冲动传递后，神经末梢中含有乙酰胆碱的突触囊泡就释放乙酰胆碱进入突触间隙。乙酰胆碱与肌膜上受体结合后引起肌肉收缩，随后乙酰胆碱酯酶水解乙酰胆碱，以此控制肌肉收缩的强度与持续时间

正常的神经-肌肉接头

酰胆碱是传递神经冲动的化学物质（神经递质）。

什么原因造成身体去攻击它自己的乙酰胆碱受体还不清楚，但遗传因素致免疫异常起了重要作用，抗体在血液中循环，患有重症肌无力的母亲可以通过胎盘将这些抗体传递给未出生的胎儿，产生新生儿肌无力，婴儿出现的肌无力，将在出生后几天到几周内消失。

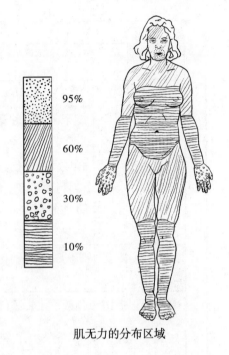

95%

60%

30%

10%

肌无力的分布区域

★ 重症肌无力的分布区域

温馨提示：肌无力的原因

　　重症肌无力是神经-肌肉接头处传递障碍引起的，那么是不是也有其他的肌无力呢？是的！肌无力是一常见问题，但对不同的人意义不同。一些人，仅感到疲劳或体力不支。但真正的肌无力，即使尽全力也不能产生正常力量。无力可累及全身或仅涉及一条胳膊，一条腿，甚至一只手或一个手指。虽然无力可由肌肉、肌腱、骨骼或关节问题而致，但更多的肌无力是由神经系统问题所致。有一些肌无力总是随疾病而来，且常随年龄老化发生。

肌无力原因		
原因	病例	主要后果
脑损伤	脑卒中或脑肿瘤	脑损害对侧躯体无力或瘫痪,语言、吞咽、人格及思维可能受累
脊髓损害	颈或背部损伤,脊髓肿瘤,椎管狭窄,多发性硬化,横贯性脊髓炎,维生素 B_{12} 缺乏	损伤平面以下的上肢和下肢无力或瘫痪,进行性感觉缺失,背痛,大小便功能及性功能可能受累
脊髓内神经变性	肌萎缩侧索硬化	进行性肌萎缩及无力,但无感觉缺失
脊神经根损伤	颈或下段脊髓椎间盘脱出	颈痛,上肢无力或麻木,下背部疼痛放射至腿部(坐骨神经痛)、腿无力及麻木
单神经损伤(单神经病)	糖尿病性神经病,局部压迫	受损神经支配区的肌无力及萎缩和感觉缺失
多数神经损伤(多神经病)	糖尿病,吉兰-巴雷综合征,叶酸缺乏,其他代谢疾病	受累神经支配区的肌无力,萎缩和感觉缺失
神经-肌肉接头疾病	重症肌无力,箭毒中毒,伊-兰综合征,昆虫毒中毒	多肌肉瘫痪或无力
肌肉疾病	迪歇纳病(肌营养不良),感染或炎性疾病(急性细菌性肌炎,多发性肌炎)	全身进行性肌无力,肌压痛或疼痛无力
心理障碍	抑郁,癔想症状,歇斯底里(转化反应),纤维肌痛	诉自身无力,瘫痪而无神经受损证据

自查

★ 重症肌无力的症状

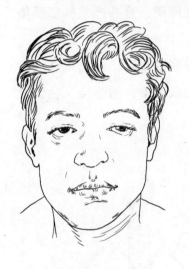

重症肌无力发作时，全身所有横纹肌都可受累，受累肌肉的分布因人因时而异，常见的症状有：

◆ 常以眼睑下垂、复视为疾病发作的首发信号，表现为单侧或双侧，或左右交替出现眼睑下垂、睁眼无力、斜视，重者双眼球固定不动。

◆ 逐渐累及面肌、吞咽肌、颈肌等，表现为面部表情肌无力、眼睑闭合力弱、气短懒动、说话不清楚或者稍稍活动就感觉手脚酸软、颈项重等症状。这些症状一般晨轻暮重。

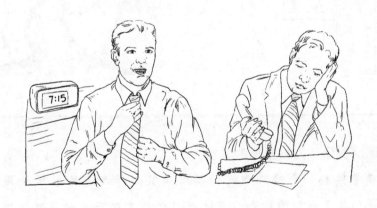

◆ 有些患者可累及全身骨骼肌群，表现为四肢无力、吞咽困难、上楼困难、容易无故跌倒，甚至会因呼吸困难而导致死亡。

◆ 重症肌无力危象是严重的危险状态，是引起死亡的主要原因。当肌无力迅速恶化累及呼吸肌，引起呼吸衰竭，称为重症肌无力危象。呼吸系统感染、过量使用镇静剂或使用阻滞神经-肌肉传递的药物，都是危象常见的诱因。

呼吸衰竭：主要为呼吸肌无力引起的通气功能障碍，合并严重肺部感染时可合并换气功能障碍。

肺部感染：重症肌无力患者出现饮水呛咳、吞咽困难时，常出现吸入性肺炎；呼吸肌无力引起咳嗽无力、咳痰费力，可加重感染，而感染又会诱发或加重重症肌无力症状，形成恶性循环。

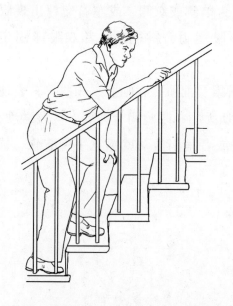
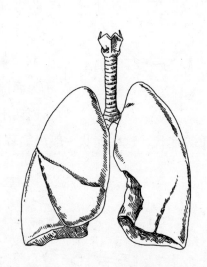

温馨提示：人体肌肉的分类

◆骨骼肌。骨骼肌是我们活动四肢或移动身体时所使用的肌肉。他们接受大脑的指令，在运动神经的支配下活动骨骼，帮助我们完成日常的活动。

◆心肌。心肌是心脏特有的肌肉。心肌是在自主神经的支配下活动的，它不受我们自己的意志控制，所以心脏一直持续跳动，不眠不休。

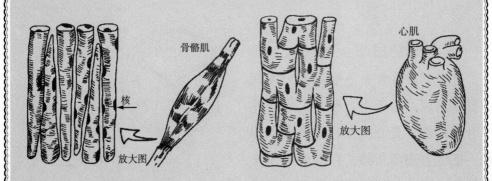

骨骼肌

核

放大图

心肌

放大图

◆平滑肌。胃肠、血管、膀胱等内脏器官都是由平滑肌构成。它同心肌一样，不受我们意志控制，只接受自主神经的命令，因此在必要时也可以不停地运动。

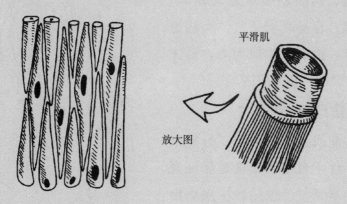

平滑肌

放大图

自防

★ 预防重症肌无力需要注意

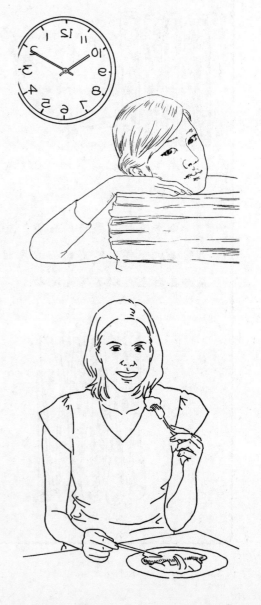

劳逸结合

过度劳累常常是重症肌无力发病的重要诱因，临床上，朋友们也往往因劳累过度，身心疲惫，身体元气损耗，抵抗力逐渐下降，以致病情复发或加重。因此，预防重症肌无力的发生，劳逸结合、规律生活很重要。

精神振作

人体的生理变化与精神状态密切相关，心情舒畅平和、精神亢奋、体内气血舒畅，疾病就很难趁虚而入。而精神萎靡，容易减弱正气，疾病也会随之而来。预防重症肌无力，要注意保持精神振作、心态豁达。

饮食均衡

预防重症肌无力的发生，合理饮食很重要。科学合理的饮食是保证身体健康的基本条件，也是减少疾病出现的一项重要措施，充足的营养可以保证人体正常发育，增强人体免疫力。

自养

★ 重症肌无力患者在日常生活中需要注意

◆ 防疾病，防感染。患者的体质是非常差的，为此关于各类感染一定要做好防护工作。出现伤风感冒不但会促使疾病发作或加重，还会进一步降低机体对疾病的抵抗力。

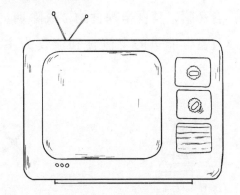

◆ 日常起居要多注意，按时睡眠、起床，不要熬夜，要劳逸结合；眼肌型重症肌无力的患者注意不要用眼过度，少看电视。这是重症肌无力的护理措施之一。

★ 重症肌无力患者在运动时需要注意

平时要注意多锻炼，这可以加强体质，可依据年龄、病况的轻重选择一些健身活动，如散步、打太极拳、练八段锦或其他的健身操，并且要知道持之以恒；注意适度，既不可操之过急，也不可小心翼翼，起不到锻炼的作用。

★ 重症肌无力患者饮食上需要注意

🍸 合理饮食

合理的饮食和充足的营养是保证人体正常活动的必要条件，饮食不足就会缺乏营养，影响气血生化，导致体质虚弱。而饮食过量又可伤脾胃，日久导致体质下降。所以，肌无力患者在饮食上要荤素搭配，粗细粮兼而有之，切勿偏食，这样才能使体质增强，改善疾病情况。

重症肌无力患者需要补充高蛋白、高能量的饮食，以增长肌肉、增强肌力。早期患者应采用高蛋白、含维生素、磷脂和微量元素的食物，并积极配合药膳，禁食辛辣食物，戒除烟、酒。中晚期患者，应以高蛋白、高营养、且富含能量的半流食和流食为主，并采用少食多餐的方式以维持患者的营养。

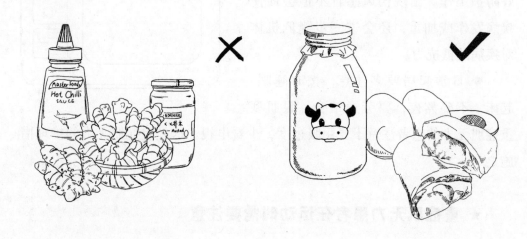

🍃 饮食宜忌需要注意

少食寒凉：避免食用芥菜、萝卜、绿豆、海带、紫菜、西洋菜、黄花菜、西瓜、苦瓜之寒凉品。少吃冷饮以免损伤脾胃，苦品食品也应少吃，苦能泻热、容易伤胃。

多食温补：重症肌无力患者脾胃虚损，宜多食甘温补益之品，能起到补益、和中、缓急的作用，常用补益食物有以下这些。

肉类：牛肉、猪肉、狗肉、兔肉、鸡肉等。

鱼类、鸡蛋、牛奶：都是重症肌无力患者日常膳食中重要的食品。

蔬菜：菜心、韭菜、生姜、莲藕、番茄、土豆、栗子、核桃仁、花生等。

水果：重症肌无力患者适合食用以下水果，如苹果、橙子、柚子、葡萄、杨梅、石榴、桃子、枇杷果、桂圆等。

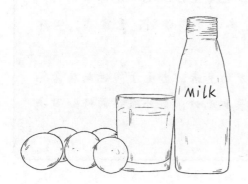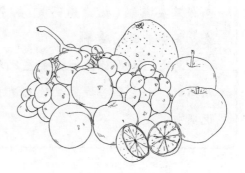

温馨提示：重症肌无力患者用药需要格外注意

重症肌无力是一种神经-肌肉接头处传递障碍的疾病，许多药物可诱发重症肌无力患者症状加重，甚至导致重症肌无力危象而危及生命，因此重症肌无力患者用药时要特别注意。

以下是禁用于重症肌无力患者的药物。

氨基苷类抗生素：抗生素即俗称的"消炎药"，氨基苷类抗生素包括链霉素、卡那霉素、庆大霉素、西索米星（西梭霉素）、妥布霉素、丁胺卡那霉素、奈替米星（乙基西梭霉素）等，都是重症肌无力患者禁用的。

β受体阻滞剂：是治疗高血压、心动过速和心功能不全的药物，包括普萘洛尔（心得安）、美托洛尔（倍他乐克）等。

钙拮抗剂：是治疗高血压的药物，包括尼莫地平、氨氯地平等（一般末尾是"地平"）。

镇静催眠药物：如安定（地西泮）、舒乐安定（艾司唑仑）、氯硝安定等。

还有一些平常较少用到的药物，也是重症肌无力患者禁用的，包括苯妥英钠（抗癫痫药）、奎宁、奎尼丁、锂剂、青霉胺、四环素、普鲁卡因酰胺等。

总之，如果你是一位重症肌无力的患者，当由于其他疾病需要用药时，一定要告诉医生你患有重症肌无力，另外服药前仔细阅读说明书。

阿尔茨海默病

阿尔茨海默病，即我们常说的"老年痴呆"，它是一种病因不明的慢性、进行性中枢神经系统变性疾病，是痴呆的常见病因，约占痴呆病例的50%~60%。65岁以上人群中发病率为5%~10%，男女之比为1：3，随年龄增加发病率亦增加。

★ 阿尔茨海默病和人脑的关系

人的大脑是高级神经活动的中枢，而脑皮质是精神活动最重要的物质基础。大脑半球的前半部分是负责学习、记忆、情感、思维等高级神经活动的区域。人脑大约有140亿个神经细胞，成年后每日死亡约10万个，衰老时大脑细胞可减少10%~20%，有的甚至达30%。老年人脑细胞改变的主要原因是脑细胞死亡的增加，导致脑皮质萎缩、重量减轻。阿尔茨海默病患者较同龄正常人脑重量减轻40%~50%，脑细胞的减少也可达40%~50%。脑萎缩呈弥漫性，以额叶最明显。

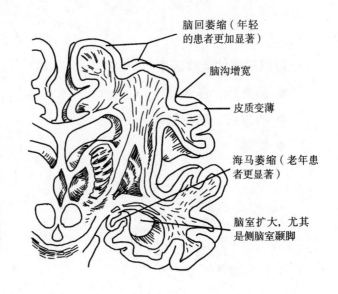

脑回萎缩（年轻的患者更加显著）

脑沟增宽

皮质变薄

海马萎缩（老年患者更显著）

脑室扩大，尤其是侧脑室颞脚

由此可见，大脑皮质萎缩是阿尔茨海默病的主要病理基础，而真正的发病机制，目前还不十分清楚。

★ 阿尔茨海默病的危险人群及因素

无法干预的危险因素

◆ 年龄

◆ 女性

◆ 家族史

◆ 基因

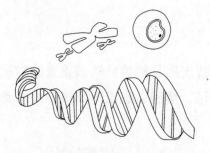

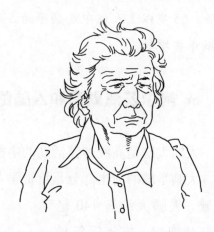

可以干预的危险因素

◆ 高血压、高血脂

◆ 心脏病、脑血管病

◆ 肥胖

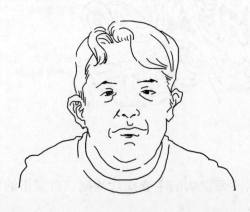

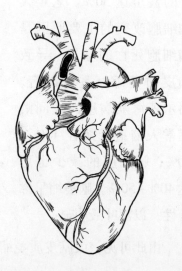

◆ 颅脑外伤

◆ 维生素缺乏

◆ 糖尿病

◆ 甲状腺功能异常

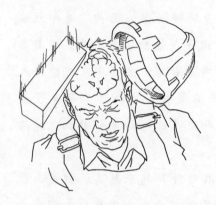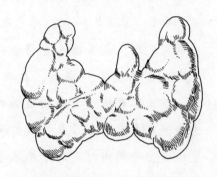

★ 阿尔茨海默病的病程分期

阿尔茨海默病的病程通常可以分为三个阶段：

第一阶段（早期，1~3 年）

以近记忆障碍、学习功能下降、视空间定向障碍和缺乏主动性为主要表现。生活可以自理或部分自理。

第二阶段（中期，2~10 年）

病程继续发展，患者智能和人格改变日益明显，出现皮质受损症状，如失语、失用和失认，也可以出现幻觉和妄想。神经系统有肌张力增高等锥体外系症状。生活部分或基本不能自理。

第三阶段（后期，8~12 年）

呈明显的痴呆状态，生活完全不能自理。有明显肌强直、震颤和强握、摸索、吸吮反射，大小便失禁，可出现癫痫样发作。

温馨提示：为"老年痴呆"改名！

很多人都不知道阿尔茨海默病是什么，但是一提到"老年痴呆"便都清楚这是一种常见的老年病。阿尔茨海默病，我国翻译为"老年痴呆症"，然而这种翻译产生了很多消极后果。因为"老年性痴呆"中的"痴呆"一词，跟"呆子""傻子"的意思差不多，明显带有贬义色彩，容易使人觉得被侮辱和有羞耻感。生活中，有些老人发现自己得了这种疾病，却因"老年痴呆症"这个名字而羞于提及，甚至不愿接受甚至回避治疗，从而错过治疗的最好时机，这给患者和患者家属都带来了痛苦和不便。

这些年国内对"老年痴呆症"改名的呼声越来越高。但是由于阿尔茨海默病过于专业拗口，使得改名的推广十分困难。我们应该摒弃"老年痴呆"这种带有侮辱性的词汇，多了解疾病知识，关心老年人的健康生活。

自查

★ 阿尔茨海默病的症状

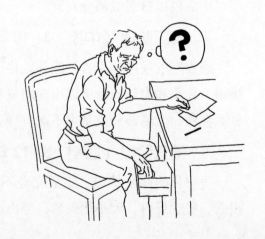

阿尔茨海默病是一种慢性病，是一个逐渐加重的过程，在发病初期，常出现下列信号：

🕐 记忆障碍

记忆障碍是阿尔茨海默病的首发症状，患者常表现为"丢三落四"

"说完就忘"，或针对同一问题反复提问，纠缠不休。值得提醒的一点，患者和家属经常把患者的这一症状看成是老年人常有的健忘而疏忽。

🕐 运动障碍

阿尔茨海默病患者的运动早期常表现正常，到了中期则表现为无目的地来回走动，或半夜起床、到处乱摸、搬东西等，严重者可大小便失禁、生活不能自理。

🕐 语言障碍

患者在说话时，经常忘词，不知道如何表达；随着病情的发展，患者可出现说话"东拉西扯"，以致虽喋喋不休、自言自语，听话者却仍然无法理解其意思；病情发展到后期，患者出现口吃或含糊的咕噜声。

🕐 视空间技能损害

患者在患病早期，不能准确地判断物体位置。取物体时不是抓空物体，就是伸手过远将物品碰倒。病情发展至中期，患者在家中就会发生定向障碍，找不到自己的房间、自己的床，或将衣服穿反。

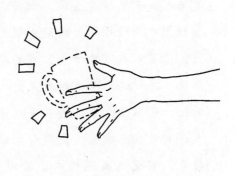

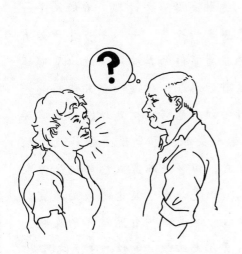

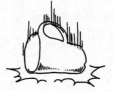

📖 书写困难

书写困难多在阿尔茨海默病的早期出现，在写信时，经常话不达意或写错字。到了病程中后期，患者甚至不认识自己的名字，不会写自己的名字。

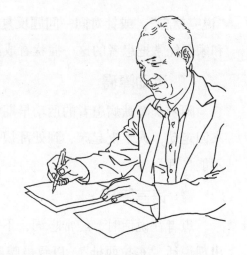

📧 **温馨提示：如何区分老年人的良性健忘症与阿尔茨海默病？**

老年人良性健忘症又称良性老年遗忘，所谓良性健忘症，是指老年人随着衰老而带来的生理性记忆减退，现在叫作与年龄相关的记忆障碍。年过五旬的人们，或多或少都会感觉"记性不及当年"，有的人会出现健忘症状，但并无痴呆临床表现，这是一种正常的或生理性非进行性的大脑衰老过程。这种大脑衰老过程，有的人早一点，而有的人则晚一点，有的甚至要六七十岁、七八十岁才开始有表现。这种记忆障碍的特点，表现在对事件的某些细节难以准确地回忆，记不住人名、地点等。虽然有时忘了，但过一会又能想起，或者有时在忘掉某些次要内容的同时却又能够回忆起所遗忘的有关情节。有记忆减退的人，有时常请人提醒，尽量设法弥补记忆缺陷，以适应正常的生活、工作和社交，但事件本身或总的记忆力相对保存。有人认为，这种记忆减退，一半是由于衰老带来的退变，另一半是用脑较少、活动较少的缘故。这是一种自然规律的反映，亦称为良性记忆减退，不算疾病，更不是痴呆。良性老年遗忘只是对部分事情遗忘，但是自己知道自己忘记了，经提示或者事后自己还可以想起来，而阿尔茨海默病患者则对刚发生过的事情没有一点印象，经提示也不能回忆，而且自己并不知道是自己忘记了。另外良性老年遗忘的老人仅仅是记忆出现下降而没有性格的改变和定向力障碍，不会出现多疑妄想、迷失家门，而这恰恰是阿尔茨海默病患者经常出现的症状。

所以老年人对于遗忘现象应有所警惕，了解疾病常识，争取早发现、早治疗。

自防

★ 最大程度地预防阿尔茨海默病需要注意

◆ 饮食均衡，避免摄取过多的盐分及动物性脂肪。一天食盐的摄取量应控制在 6 克以下，少吃动物性脂肪及糖，蛋白质、食物纤维、维生素、矿物质等都要均衡摄取。

◆ 适度运动，维持腰部及脚的强壮。手的运动也很重要，常做一些复杂精巧的手工会促进脑的活动，做菜、写日记、吹奏乐器、画画等都能起到预防效果。

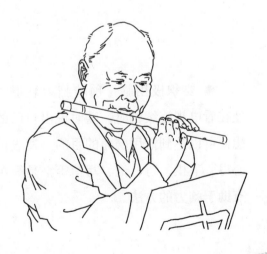

◆ 避免过度喝酒、抽烟，生活有规律。喝酒过度会导致肝功能障碍，引起脑功能异常。一天喝酒超过 0.3 升的人比起一般人容易得脑血管性痴呆。抽烟不只会造成脑血管性痴呆，也是心肌梗死等危险疾病的重要原因。

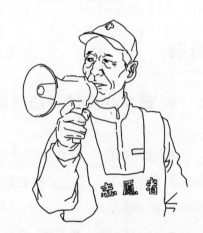

◆ 预防动脉硬化、高血压和肥胖等生活习惯病。早发现、早治疗。

◆ 小心别跌倒，头部摔伤会导致痴呆。高龄者必要时应使用拐杖。

◆ 对事物常保持高度的兴趣及好奇心，可以增加人的注意力，防止记忆力减退。老年人应该多做些感兴趣的事及参加公益活动、社会活动等来强化脑部神经功能。

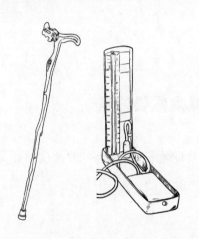

◆ 要积极用脑，预防脑力衰退。即使在看电视连续剧时，随时说出自己的感想便可以达到活用脑力的目的。发表读书心得、下棋、写日记、写信等都是简单而有助于脑力的方法。

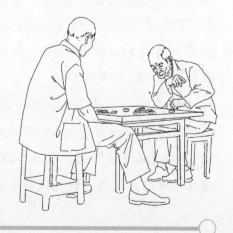

◆ 随时对人付出关心，保持良好的人际关系，找到自己的生存价值。

◆ 保持年轻的心，适当打扮自己。

◆ 避免过于深沉、消极、唉声叹气，要以开朗的心情生活。高龄者常须面对退休、朋友亡故等失落的经验，很多人因而得了抑郁症，使免疫功能降低，没有食欲和体力，甚至长期卧床。

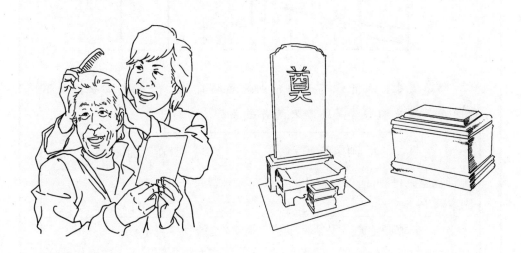

温馨提示：什么是血管性痴呆？它与阿尔茨海默病有什么区别？

　　血管性痴呆：是指由脑血管病变引起，以痴呆为主要临床表现的疾病，既往称多发性梗死性痴呆，包括高血压性脑血管病。痴呆可发生于多次短暂性脑缺血发作或连续的急性脑血管意外之后，个别人也可发生在一次严重中风后。梗死灶一般较小，但效应可累加。一般在晚年起病，包括多发脑梗死性痴呆。由脑血管病所致的痴呆叫血管性痴呆。

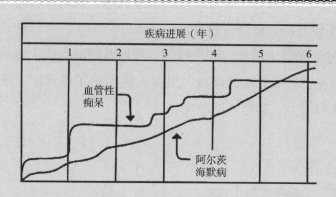

临床进展：血管性痴呆的特点是起病突然、阶梯式进展，而不像阿尔茨海默病那样是逐渐起病并进展的。

	阿尔茨海默病	血管性痴呆
血管危险因素病史	可有,但较血管性痴呆少	常有
认知障碍	隐袭起病	急性或突然起病 高血压皮层下小动脉硬化性脑病(Binswanger 病)则起病隐袭
	持续缓慢进展,若出现突发加重,常提示脑缺血或梗死可能	处于平台期或波动性恶化
	早期记忆障碍突出,中晚期全面衰退	斑片状损害
体征	早期无,晚期有步态、张力的异常	早期即有局灶体征
脑卒中史	常无	有,可多次
影像检查	脑萎缩为主,可伴有轻度的白质病变或少量腔隙性梗死灶	卒中病灶(关键部位的、或大面积、或多发的)

自养

★ 阿尔茨海默病患者生活中需要注意

◆ 适当参加体育活动。"生命在于运动",但要量力而行、循序渐进,做些符合本人年龄和健康状况的体育锻炼,如体操、跑步、舞剑、打拳和球类活动、散步等。

◆ 生活要有规律。按时作息,劳逸结合,保证充足的睡眠,睡前不要喝浓茶或咖啡等刺激性饮品,不能过于兴奋,应轻松地聊天闲谈,以温水洗脸、脚,平静入睡,晨起适度活动,生活内容要丰富,既不要无所事事、寂寞无聊,又不要过于劳累、缺乏休息。

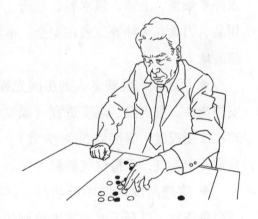

◆ 饮食适当。既要保证足够营养,又要限制某些对老年人不利的食品。尤其是已有高血压和高血脂等疾病者,要少食动物脂肪及豆油、菜油代替猪油,对富含胆固醇的食品如动物内脏、蛋黄、鱼子、鳗鱼等要加以限制。食物宜以素净清淡为主,糖和盐均不宜过多,还应有必要的维生素等营养物质,适量多进食蔬菜、豆制品、瘦肉和水果等。

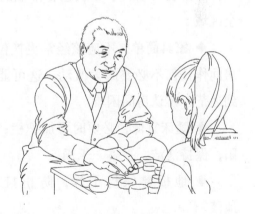

◆ 情绪要平稳。不要观看刺激性很大的电视节目、电影和参加赌博。参加文娱活动(如打牌等)也应适当,不要夜以继日,影响休息。

★ 阿尔茨海默病患者的生活环境需要注意

阿尔茨海默病患者一般年纪偏大，不仅生理方面如感觉、运动等功能逐渐衰退，体质逐渐下降，同时还存在各种精神症状如记忆力障碍、定向力障碍、焦虑、抑郁等，因此安排其生活环境时应注意如下几点。

◆ 家用电器开关宜用遥控器控制，尽可能不要让患者直接接触电线、电源；家里水井要加盖、上锁；热水瓶、农药、化学日用品、刀具、火种等应放在安全、不容易碰撞的地方。

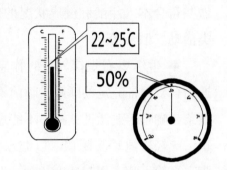

◆ 阿尔茨海默病老人的房间光线要足，安静清洁，室内温、湿度适宜（温度以22~25摄氏度，湿度以50%为宜），居室常开窗换气，保持空气新鲜。

◆ 清理周围环境中的物品，尽量减少障碍物，以利于变成患者徘徊的安全区域。

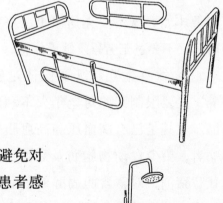

◆ 家具简单，不应该经常更换位置，避免对房间作任何不必要的大改动，这可能会使患者感到迷茫，辨认房间困难。

◆ 睡床宜低，必要时可加护栏；被褥常晒太阳，保持清洁、平整、干燥。

◆ 地板要保持干燥，防止打滑，不宜铺地毯。

◆ 在房间合适的地方如浴室等处安装一些扶手之类的辅助设施。

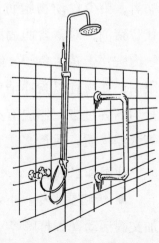

★ 适合阿尔茨海默病患者的智力游戏

做智力游戏可以帮助老年人锻炼大脑的反应能力，从而可起到延缓衰退的作用。目前较常见的智力锻炼方法如下。

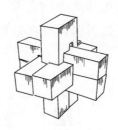
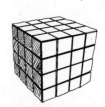

🌱 逻辑联想、思维灵活性训练

寻找一些有益于智力的玩具，如拼图、简单的折纸、手工等。

🌱 分析和综合能力训练

经常让患者对一些物品进行归纳和分类，如让患者说出哪些属于蔬菜类、水果类、交通工具、文化用品等。

🌱 理解和表达能力训练

给患者讲述一些事情，讲完后可以提一些问题让患者回答。

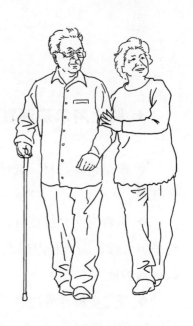

🌱 社会适应能力训练

尽可能地让患者多了解外部的信息，鼓励与他人的接触交流，如带老人到公园走走、聊聊。

🌱 数字概念和计算能力的训练

如让患者模拟上超市买东西或去菜场买菜，做一些简单的计算，如青菜 5 毛一斤，2 斤多少钱等等。

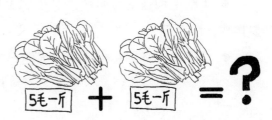

🕐 常识的训练

所谓的"常识"，有相当的内容属于患者曾经知道的、储存在记忆库里的东西，伴随病情加重不断丢失。如果能经常提取、再储存，遗忘速度会大大减慢。如反复告诉患者现在是什么季节、今天是星期几、家住哪里等等。

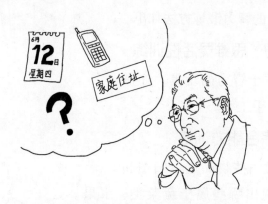

★ 防止阿尔茨海默病患者跌倒需要注意

◆ 根据患者身材，选择合适的衣裤，穿合脚防滑的鞋，如松紧鞋、橡胶底鞋等。

◆ 患者房间光线良好，走道无障碍物；床铺不宜太高；地面要防滑，保持平坦干燥；厕所及走道设有扶手。患者的辅助用品如拐杖等放在患者容易取得到的地方。

◆ 反复提醒并教患者行走时抓好扶手，变换体位要慢，生活起居要做到3个30秒，即醒后30秒再起床、起床后30秒再站立、站立后30秒再行走。

◆ 生活上加强关心照顾，对步态欠稳、易跌倒者，避免患者独自行动，要搀扶，防跌倒。

◆ 督促患者坚持有规律的锻炼能有效预防跌倒，如慢跑、打太极拳等。

偏 头 痛

偏头痛是原发性头痛的常见类型，反复发作，搏动性的剧烈头痛，常累及一侧头部，也可双侧受累；头痛可突然发生或在视觉、神经或胃肠等先兆症状后发生。该病可由多种病因引起，其患病率在欧美国家为（1500～2000）/10万，在中国为732.1/10万。

任何年龄均可发病，以10～30岁最为多见，50岁以后发作可自发缓解。女性比男性更常见。患者的亲属发病率也较高，提示偏头痛有遗传倾向。偏头痛较紧张性头痛严重。

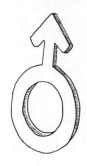

★ 偏头痛的易患因素

◆ 年龄，多在青春期发病，以15～25岁发病率为最高，30～40岁后随年龄增加而减少。

◆ 性别，男女两性发病比例为1：4，说明女性发病率较高。

◆ 性格，大多数偏头痛患者有做事严谨、追求十全十美、聪慧敏感、争强好胜、好为人师的性格特点。

◆ 居住地，生活在内陆高原地区的居民较沿海省市居民发病率高。

◆ 遗传，多数有家族偏头痛史，家族史阳性者占50%～

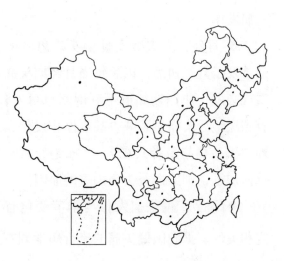

80%。国外有人统计三组偏头痛发病率即父母均无偏头痛、父母一方有偏头痛和父母双方均患偏头痛三组，其子女偏头痛发病率分别为 28.7%、45.1% 和 74.7%。国内有人报道 120 例偏头痛患者，有阳性家族史者占 37.5%。各型偏头痛的阳性家族史有明显差异，以基底动脉型和偏瘫型偏头痛阳性家族史最多；而典型偏头痛（有先兆症状）阳性家族史又比普通型（无先兆症状）多见。

★ 偏头痛的诱发因素

◆ 精神因素，抑郁、紧张、焦虑、惊恐、香烟异味等。

◆ 酒类，不论白酒、黄酒、葡萄酒或啤酒均可诱发。

◆ 食物类，多吃甜食或咸菜易诱发偏头痛，可能与糖代谢紊乱或咸菜内亚硝酸盐含量高有关，奶酪食品（如奶制品、巧克力等）亦为促发因素。

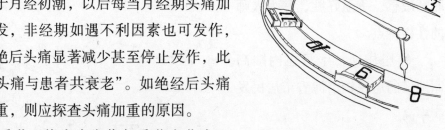

◆ 睡眠不足、过劳均易诱发偏头痛发作。

◆ 月经，大多数女性偏头痛患者的头痛首发于月经初潮，以后每当月经期头痛加重或必发，非经期如遇不利因素也可发作，直到经绝后头痛显著减少甚至停止发作，此即"偏头痛与患者共衰老"。如绝经后头痛反而加重，则应探查头痛加重的原因。

◆ 季节，偏头痛发作与季节变化有一定相关性。据我国偏头痛的流行病学调查发现，北方夏季发病率最高，而南方以春季为最高，提示湿、热并存的气候条件与偏头痛发作有密切关系。春夏季比秋冬季多发，提示温度的变化，尤其当温度升高时易诱发偏头痛。尚有报道，睡眠少于 6 小时，易使偏头痛发作。这一点与夏季发作多相一致，因为通常夏季炎热、白天长、夜晚炎热等不利因素使睡眠减少颇为常见。

自查

★ 偏头痛的症状

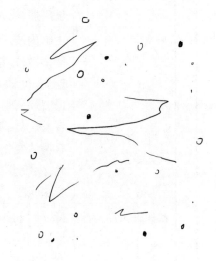

◆ 先兆出现几分钟后，面部、一手或一腿感到麻木、刺痛或无力，并且连带有精神混乱和头晕，局部症状可由身体的一部分蔓延到另一部分。

◆ 发作前有先兆，是一种视觉障碍，比如眼前出现光点、之字形线影，两眼都可看见此种现象。

◆ 之后就是头部剧烈抽痛。而且抽痛往往波及整个头部。此外，患者多害怕亮光。

◆ 比较特殊的是儿童患者，他们的症状表现为呕吐及腹痛，而头痛症状则或有或无，这种情况称为腹型偏头痛。

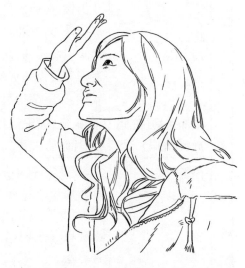

温馨提示：头痛的病因分类及特征和诊断方法

头痛的分类		
病因	头痛的特征	诊断方法
肌紧张	发作频繁的、头前部及后部中度疼痛，或为一种紧缩、僵硬感	排除器质性疾病；评估个性及心理因素
偏头痛	由眶内或颞周始，向一侧或双侧播散，常累及整个头部，也可偏侧，呈搏动性，可伴食欲减退、恶心、呕吐。病程较长的患者发病具有周期性，发作前常有情绪变化、食欲减退、眼前闪光，少数患者有一侧肢体无力，有家族性	若诊断不确切，或为近期发生的头痛，应安排头部CT或磁共振成像（MRI）检查或暂按偏头痛治疗，看是否有效
丛集性头痛	持续时间短（1小时），疼痛严重，常累及一侧头部，发作呈周期性，间歇期可正常，主要发生于男性；疼痛侧可有眼球下方肿胀、鼻涕、泪液增多	用抗偏头痛药物，如舒马坦、羟甲丙基甲基麦角酰胺，用血管收缩剂、皮质类固醇、消炎痛或吸氧
高血压	较少引起头痛，除非是肾上腺肿瘤导致血压大幅波动，为跳动性、头顶或头后侧疼痛	血生化检查 肾脏检查
眼部疾病（虹膜炎、青光眼）	前额、眶内、眶周疼痛，呈中重度，用眼后加重	眼科检查
鼻窦疾患	急性/亚急性（不是慢性），头前部胀痛较严重，早晨加重，下午缓解，寒冷、潮湿气候加重，有上呼吸道感染史，位于颜面部，伴鼻塞	鼻窦X线片

续 表

头痛的分类		
病因	头痛的特征	诊断方法
脑肿瘤	近期出现的局部或全头部间歇性中重度疼痛,可伴一侧肢体进行性无力、惊厥、视力障碍、失语、呕吐及精神改变	头颅 MRI 或 CT 扫描
颅内感染(脓肿)	近期出现的局部或整个头部重度疼痛,发病前可有耳道、肺部感染、风湿性或先天性心脏病	头颅 MRI 或 CT 扫描
脑膜炎	近期出现的全头部剧痛,可波及颈部;患者感不适伴发热、呕吐、喉部疼痛及呼吸道感染,低头及下颌与胸部靠拢费力	抽血化验 腰椎穿刺检查
颅内积血 硬膜下血肿	近期出现的局部或全头部间歇性或持续性中重度疼痛,向下可传至颈部,此前有外伤史,有意识清醒及丧失的中间期改变	MRI 或 CT 扫描
蛛网膜下腔出血	突发较广泛的持续或严重头痛;有时伴眶内或眶周疼痛、上睑下垂	MRI、CT 扫描阴性者作腰穿
梅毒、结核病、隐球菌病、结节病,其他非脑肿瘤性癌症	隐痛或剧痛,具有前述相关病史(梅毒、结核病、隐球菌病、结节病、其他非脑肿瘤性癌症)	腰穿检查

自防

★ 从诱因上预防偏头痛需要注意

偏头痛的预防第一步就是要消除或减少发作的诱发因素，气候变化、异味及某些食物和药物有可能诱发偏头痛的发作，并且要避免情绪紧张，避免服用血管扩张剂等药物。发作期宜在光线较暗的房间内静卧休息，一般患者若能入睡，醒后头痛可自行缓解。

◆ 健康饮食。少吃三高食物，如香肠、热狗，少喝酒、咖啡。

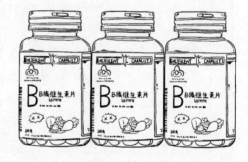

◆ 谨慎使用止痛药、感冒糖浆。

◆ 补充维生素 B_2、镁。

◆ 营造安静的环境。

◆ 学会减压，规律运动，勤做肩颈运动，睡眠规律，拒绝晨昏颠倒。

◆ 善用热敷和冰袋。

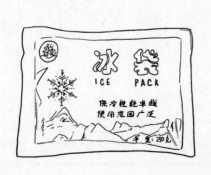

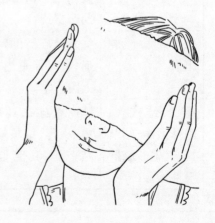

◆ 月经期多喝水。

◆ 小心香水和众多清洁剂。

◆ 小心使用避孕药。

◆ 注意气候的影响，风、燥、湿热、暴风雨、明亮耀眼的阳光、寒冷、雷声等均可诱发偏头痛发作，注意避风寒、保暖，不要暴晒淋雨，防止诱发致病。

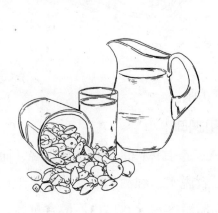
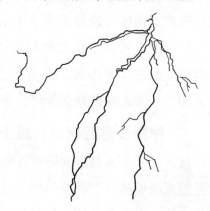

★ 偏头痛的药物预防

偏头痛的症状主要发生在血管的扩张期，而先兆则发生在血管收缩时，故出现先兆时用药可预防头痛发作。常用的药物如麦角胺（一种血管收缩剂），能收缩血管，预防血管扩张，避免头痛。

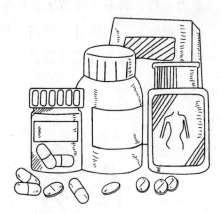

自养

★ 偏头痛患者在日常生活中需要注意

注意饮食

如果发现任何食物可能导致你的头痛，赶快停止食用它。巧克力、醋、冻肉及其他很多食物都含有酪胺和硝酸盐等物质，这些化学物质可导致容易过敏的人士感到头痛。因此，如果出现头痛的毛病，应留意一下吃了什么东西。同样也要注意定时进食，误餐可以使某些人的头痛发作。吃正餐与小食之间相隔的时间不应超过5个小时，在每次进食之间，一个人的血糖会下降，导致血管扩张。

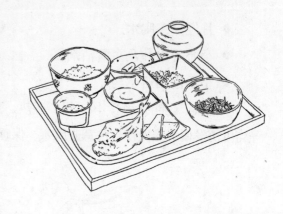

保持正常的饮水，减少饮酒和咖啡

饮水：一个人每日起码需要喝10杯水，令其体能的发挥达到顶峰，而脱水是造成头痛的一个普遍原因。饮酒可导致脱水，红酒和白兰地像芝士、巧克力一样，含有可导致头痛的酪胺，长期酗酒容易导致体内乙醇含量高，抑制中枢神经，出现乳酸增高，酮体蓄积导致代谢性酸中毒，从而产生头痛。注意饮用咖啡及饮茶的数量，太多或太少的咖啡因都会引致头痛。

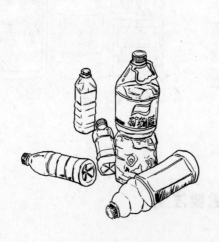

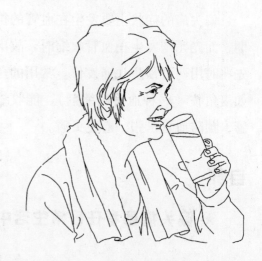

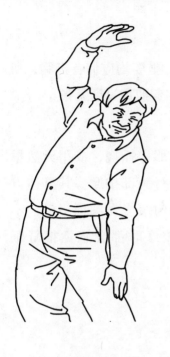

运动时的注意事项

坚持锻炼会让我们身心愉悦、远离病魔，当然对于祛除头痛也有较好的效果。虽然医生建议坚持运动有助于保持健康，但运动也有可能会导致头痛。因此把握好运动的量非常重要。

保持良好睡眠习惯

正常睡眠习惯被打乱也会引起头痛，而睡得太多也可以引起头痛。保持正确的睡眠姿势：睡觉时不要俯卧，因为这种睡觉姿势会使脖子肌肉发硬。如果睡眠不好、反复翻身，可以使用特殊枕头，形状要适合颈椎的自然弯曲，让脖子有个可靠的依托。

学会面对压力

情绪波动和应激事件也可能会导致头痛。保持一个乐观开朗的人生态度可以较好地预防头痛发生。

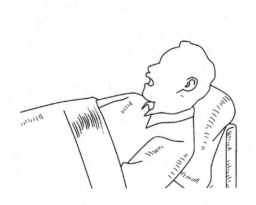

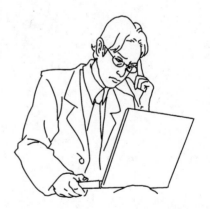

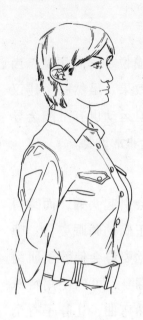

◎ 仰首挺胸

在日常生活中，如走路、坐姿均应仰首挺胸，切忌低着头、弓着背，否则会引起肌肉过度紧张。

◎ 自我按摩

平日里可用指尖像洗头那样抓挠，或用天然鬃毛硬刷、木齿梳子梳头来进行头部按摩。其具体方法是：从鬓角朝额头向后脑勺缓慢做圆周运动。不论你采取以上哪种方式，按摩时都会感觉很舒服轻松。

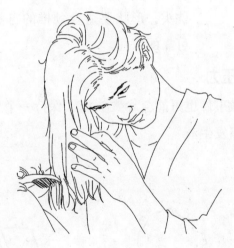

失　眠

失眠是指入睡或维持睡眠困难，或因睡眠障碍以至于人们在醒后觉得睡眠不足。失眠并不是病，而是一个多因素所致的综合征。这些因素包括情感及躯体障碍和药物使用。不管青年人还是老年人都可出现失眠，常伴发于情感障碍如激动、焦虑、抑郁或恐惧。有时人们难于入睡仅仅是由于脑及身体尚未疲乏。

★ 睡眠的周期

正常情况下睡眠每夜循环5~6个周期。深睡时相（第3、4期）相对较短。大部分时间花在快速眼动睡眠期（REM），但此期常被浅睡期（1期）打断。整个夜晚都会有短暂的觉醒。

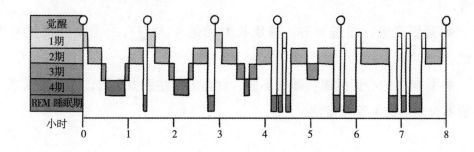

★ 合适的睡眠时间

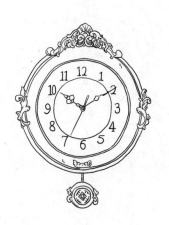

不同年龄的人，所需的睡眠时间是不同的。新生儿几乎整天都在睡觉。2~4岁的幼儿一天约睡12小时，5~6岁的幼儿一天约睡11小时，7~14岁的儿童一天约需睡10小时，15岁以上的人大约睡8小时就可以了，60岁以上的人，睡眠时间常常降到 6 小时甚至更短。

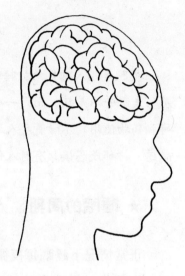

★ 睡眠的作用

保护大脑，恢复精力

◆ 增强免疫力，康复机体：睡眠能增强机体产生抗体的能力，同时睡眠还可以使各组织器官自我康复加快。

◆ 促进生长发育：睡眠与儿童生长发育密切相关，婴幼儿在出生后相当长的时间内，大脑继续发育，这个过程离不开睡眠；且儿童的生长速度在睡眠状态下增快，所以应保证儿童充足的睡眠，以保证其生长发育。

◆ 延缓衰老，促进长寿：健康长寿的老年人均有一个良好而正常的睡眠。

◆ 保护人的心理健康：睡眠不佳，就会出现注意力涣散，而长时间则可造成不合理的思考等异常情况。

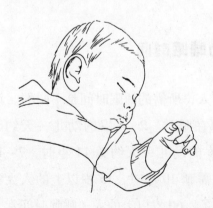

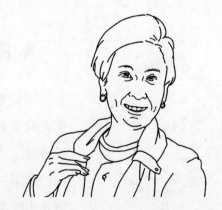

★ 失眠的原因

失眠原因可分为外部因素引起的失眠、中枢神经系统疾病引起的失眠、除中枢外躯体疾病引起的失眠。

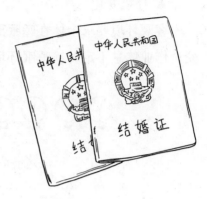

外部因素引起的失眠

▲ 心理因素

心理因素引起失眠最常见，许多心理应激，如人际关系冲突或心理内心冲突；生活中发生重大改变（婚姻、生育）；工作繁重或事业面临重大转变；突然发生非常失望和非常害怕的事件。

有种称"周日失眠"患者，因担心第二天需上班工作压力大而出现预期性焦虑致失眠。值得注意的是，不管是正面或负面，有刺激或突然失去应激均会引起失眠。

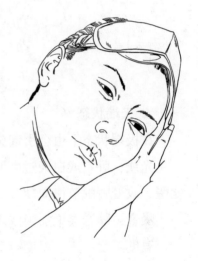

▲ 不良睡眠习惯

睡前过度锻炼会产生"应激效应"，增加自主神经活动，从而出现不安，增加觉醒，减少慢波睡眠。同时，久坐少锻炼等原因造成大脑缺氧也会失眠。因此，应在傍晚选择适当锻炼为宜。午夜从事强烈脑力活动或睡觉前喝大量咖啡、茶叶或抽烟，这些行为都会破坏睡眠节律。睡觉没有规律、睡在床上时间太久、白天午睡时间较长、睡前过度饮食或过度饥饿均会引起失眠。

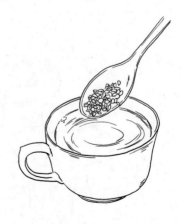

▲ 环境变化

客观环境要求个体在睡眠期间仍需保持必要警觉性致失眠；旅行时差改变；作业休息不定时；睡眠环境变化（如换房间）也会引起失眠。

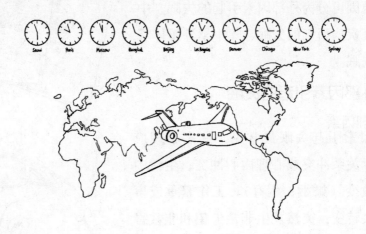

▲ 极端状态

在极端状态下也会引起失眠。

光线：卧室或白天过度照光会抑制褪黑素分泌而延长睡眠潜伏期、促进觉醒、改变睡眠节律周期。

噪音：噪音会增加唤醒水平。

温度湿度：床上温度<12℃或>33℃、湿度过大均会导致难以入眠，温度增加2~4℃会增加觉醒次数。

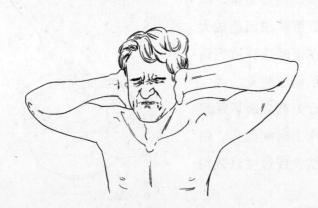

特殊姿势：特殊姿势会增加交感神经系统活动，站立比坐位更易醒，坐位比卧床更难入眠。

另外，床垫舒适程度也会干扰睡眠。高空环境因缺氧呼吸困难引起失眠。卧室内空气污浊、有刺激味道、被褥过厚过重、睡眠中胸前或四肢受压也会影响睡眠。

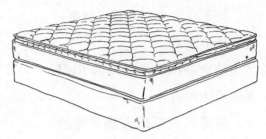

▲ 药物副作用

许多药物副作用出现失眠。

降压药如利血平、降压灵、复方降压片都会有蛇根草类生物碱，使人产生情绪低沉、焦虑，以致难以入眠、早醒等。

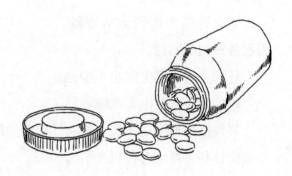

治疗儿童多动症的利他林、匹莫林、苯丙胺及治疗哮喘药氨茶碱、麻黄素均会使大脑兴奋性提高致入睡困难。

治疗帕金森综合征的左旋多巴、金刚烷胺使脑内多巴胺神经递质增多，形成多种睡眠障碍。

抗心律失常药普萘洛尔（心得安）对β受体阻滞作用，使褪黑素分泌减少，引起失眠。

抗抑郁药激活5-羟色胺2A受体引起失眠。

精神活性物质酒精、大麻、阿片、抗焦虑药、精神兴奋药、致幻剂和烟草，因有中枢兴奋作用会引起失眠。

长期使用安眠药，因产生耐药性或突然停药产生戒断反应引起失眠。

中枢神经系统疾病引起的失眠

许多中枢系统疾病都会引起失眠、焦虑症、恐惧症使患者难以入眠。

抑郁症表现：早醒。

分裂症、躁狂症：整夜无眠。

不宁腿综合征和周期性肢体运动障碍：觉醒次数增多。

阿尔茨海默病表现：睡眠-觉醒周期紊乱。

脑血管疾病常表现为 REM 睡眠行为障碍。

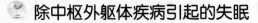

躯体形式障碍因痛苦体验而失眠。

帕金森综合征因运动障碍引起各种睡眠问题。

各种头痛引起失眠也不少见。

癫痫因异常放电影响睡眠。

其他疾病如亨廷顿病、扭转性肌张力障碍、橄榄-脑桥-小脑萎缩、脊髓小脑变性和雷特综合征也会引起失眠。

除中枢外躯体疾病引起的失眠

躯体疾病也会引起失眠。

高血压、心脏病因心绞痛或夜间发作性呼吸困难、脑供血不足、脑缺氧引起失眠。

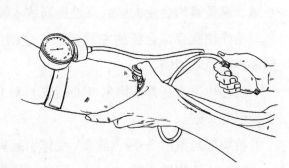

肺部疾病，如慢性阻塞性肺病、肺性纤维化和各种原因引起肺换气不足都可致失眠。

慢性支气管炎因咳嗽、气喘引起失眠。

甲亢时甲状腺素分泌增多，新陈代谢旺盛，中枢神经系统兴奋性过度增强引起失眠。

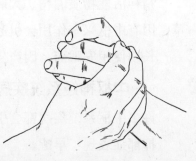

消化系统疾病，如胃溃疡，特别是反流

性食管炎，因烧灼痛会影响睡眠。

肝炎、肝硬化、肝癌引起肝脏解毒功能障碍，血氨增多，影响大脑功能致睡眠。

低血糖致大脑缺氧引起失眠。

关节炎、手术疼痛、过敏性疾病、皮肤瘙痒、鼻堵塞、夜尿症、有毒物存积致中枢功能失调而失眠。

睡眠呼吸暂停综合征因缺氧出现觉醒次数增多。

★ 失眠的危害

失眠会引起人的疲劳感、不安、全身不适、无精打采、反应迟缓、头痛、记忆力不集中，它的最大影响是精神方面的，严重者会导致精神分裂。

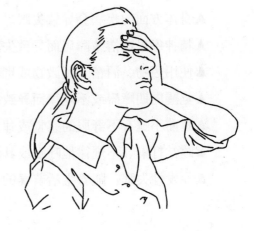

★ 失眠类型

☽ 短暂性失眠（小于1周）

大部分的人在体验到压力、刺激、兴奋、焦虑时，生病时，至高海拔的地方，或者睡眠规律改变时（如时差、轮班的工作等）都会有短暂性失眠。这类失眠一般会随着事件的消失或时间的延长而改善，但是短暂性失眠如处理不当会导致部分人慢性失眠。

短暂性失眠主要治疗原则为间歇性使用低剂量镇静安眠药或其他可助眠之药物如抗抑郁剂和好的睡眠卫生习惯。

☽ 短期性失眠（1周至1个月）

严重或持续性压力，如重大身体疾病或手术、亲朋好友的过世、严重的家庭、工作或人际关系问题等可能会导致短期性失眠。这种失眠与压力有明显的相关性。

治疗原则为短期使用低剂量之镇静安眠药或其他可助眠之药物如抗抑郁剂和行为治疗（如肌肉放松法等）。短期性失眠如果处理不适当也会导致慢性失眠。

慢性失眠（大于 1 个月）

慢性失眠的原因是很复杂的，且较难去发现，许多的慢性失眠是多种原因合在一起所造成的。可能造成慢性失眠的原因如下：

▲身体方面的疾病会导致失眠。

▲精神疾患或情绪障碍而导致失眠。

▲使用药物、酒精、刺激物或毒品等而导致失眠。

▲觉醒周期障碍或不规律而导致失眠。

▲睡前小腿有不舒服的感觉或睡觉中脚会不自主地抽动而导致失眠。

▲睡觉打鼾、不规律地呼吸或其他呼吸障碍而导致失眠。

▲原发性失眠：随着生活节奏的加快及生活压力的加大，失眠患者越来越多。

自查

★ 失眠的症状

◆ 入睡困难。

◆ 不能熟睡。

◆ 早醒、醒后无法再入睡。

◆ 频频从噩梦中惊醒，自感整夜都在做噩梦。

◆ 睡过之后精力没有恢复。

◆ 发病时间可长可短，短者数天可好转，长者持续数日难以恢复。

◆ 容易被惊醒，有的对声音敏感，有的对灯光敏感。

◆ 很多失眠的人喜欢胡思乱想。

 温馨提示：生物钟

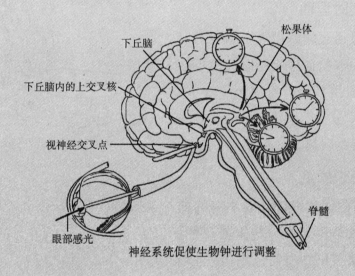

神经系统促使生物钟进行调整

　　生物钟也叫生物节律、生物韵律，指的是生物体随时间作的周期变化包括生理、行为及形态结构等现象。科学家发现，生物钟是多种多样的。就人体而言，已发现一百多种。生物钟对人健康的影响是非常大的。整个人类都是按以一昼夜为周期进行作息，人体的生理指标，如体温、血压、脉搏；人的体力、情绪、智力和妇女的月经周期；体内的信号，如脑电波、心电波的变化等，都会随着昼夜变化作周期性变化。

自防

★ 预防失眠需要注意

💤 定时运动

运动可通过缓解白天所累积的紧张并让身心放松而增进睡眠，但不必刻意追求过度疲劳。每周至少 3 天，每次 20~30 分钟的散步、游泳或者骑车应是锻炼的目标。

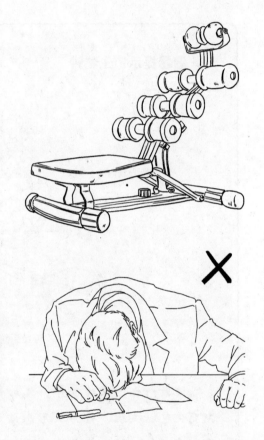

💤 追求质量

6 小时的优质睡眠比 8 小时的低质睡眠让人体得到更好的休息。把睡眠时间严格控制在所需范围内，加深睡眠；而断断续续打几小时的盹引起断断续续的浅睡，并不能让身体得到休息。

💤 良好的卧具

好的卧具可帮助入睡、睡好，并防止睡眠时损伤颈背，请从选择好的床垫开始。羽绒制品让人感觉更舒适，并比传统卧具轻巧。

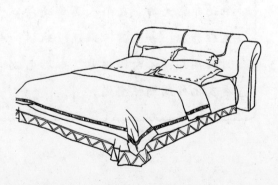

守时

为保持生物钟的同步性，不论睡得多长或者是多短，每日应于同一时间起床。尽量遵守睡眠时间。若周五与周六晚至次日凌晨才睡觉，星期一早早上床，极力入睡却无能为力。当旅行或者工作打破日常生活的规律时，应尽量保持定时进餐与睡眠的习惯。

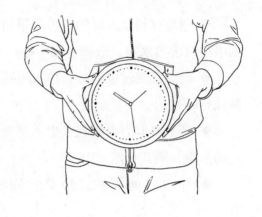

睡前温水泡脚，促进全身血液循环，改善脑部自我调节功能。

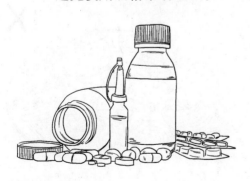

自养

★ 失眠患者在生活中需要注意

◆ 纠正失眠的主要方法是行为调整和心理调节，不宜长期依赖药物治疗。

◆ 保持乐观、知足常乐的良好心态，对社会竞争、个人得失应有充分的认识，避免因挫折致心理失衡。

◆ 白天适度的体育锻炼有助于晚上入眠，但是睡前3小时避免体育锻炼。

◆ 避免使用酒精帮助睡眠。

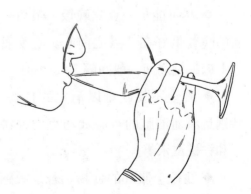

◆ 创造有利于入睡的条件反射机制，如睡前半小时洗热水澡、泡脚、喝牛奶。

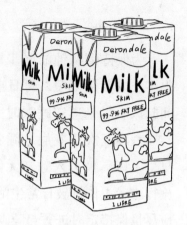

◆ 避免日间过度睡眠，白天可适当短暂午睡或打盹片刻。

◆ 既不要努力去睡眠，也不要努力控制自己的思维，顺其自然。

◆ 作息时间规律，晚上在固定的时间就寝。

◆ 上床后不要再想白天的事、工作问题，避免在床上做其他活动，如看电视、谈话、进食、看书、考虑问题。

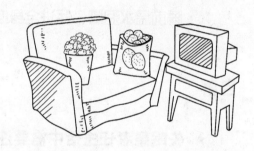

◆ 如果卧床后不能迅速入睡，可起床稍微活动，等再有睡意时再上床，目的是使床与睡眠形成条件联系。

★ 失眠患者在饮食上需要注意

当睡眠轻微失调时，有时只要饮食行为做一些改变就能健康地睡眠了。一般而言，吃得太多也会造成疲劳，结果还是不能睡得好。

◆ 尽可能早一点吃晚饭。最后一餐的晚餐最好在 7 点之前吃。吃晚餐与上床睡觉之间一般间隔 2~3 小时。

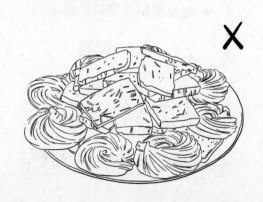

◆ 晚上不要吃难以消化的食物，特别是甜而油腻的点心如巧克力或饼干和柠檬汽水等。

◆ 少吃会胀气的食物。若是敏感

的人，晚上应避免吃一些会胀气的食物如豆荚、洋葱、生菜沙拉和全谷制品，因为肚子胀气会睡不好觉。

◆ 可选些容易消化的东西。吃些水果、沙拉、面包夹瘦肉片或吃一点奶酪。吃了这些容易消化的食物之后，碳水化合物就会促使5-羟色胺释放，进而促进睡眠。

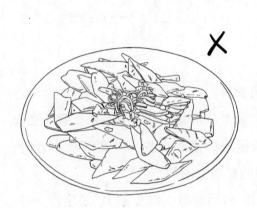
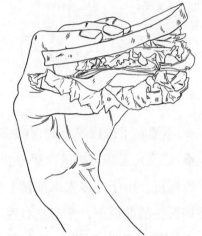

◆ 常食牛奶加蜂蜜。牛奶带来色氨酸，蜂蜜带来葡萄糖，这些都是促使5-羟色胺启动、引起睡眠的最好的先决条件。

◆ 酒精摄入量要适量。若是喝酒超过一杯，就会抑制深睡，而且做梦时间也缩短。结果是睡眠只是很浅的，不利于休息，只会感到很累却仍睡不着。

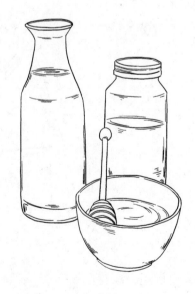

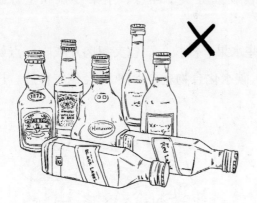
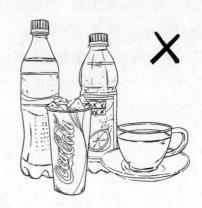

◆ 不要在下午或晚上喝含咖啡因的饮料。

◆ 矿质元素镁可协助夜里停止生产紧张荷尔蒙 ACTH 并有助于睡得更安宁、更深沉。由于许多人以前随食物所摄取的镁都太少，可在睡眠不好时，在咨询医生的前提下，专门吃点晚上用的矿物质制剂。

◆ 补充维生素 B 群尤其是维生素 B_6 和烟碱酸。维生素 B_6 是生产 5-羟色胺和褪黑素所需要的。

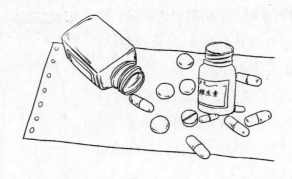